Andrea Leitold

Ganz einfach: Reiki

Die Reiki-Methode
im 21. Jahrhundert

Bibliografische Information der Deutschen Nationalbibliothek
Die Deutsche Nationalbibliothek verzeichnet diese Publikation in der deutschen Nationalbibliografie; detaillierte bibliografische Daten sind im Internet über http://dnb.d-nb.de abrufbar.

Die in diesem Buch aufgeführten Heilmethoden und Übungen ersetzen nicht den notwendigen Gang zu einem Arzt oder Heilpraktiker. Sie dienen vielmehr dazu, den Heilungsprozess ganzheitlich zu unterstützen.

Umschlaggestaltung und Grafik im Innenteil:
Andrea Leitold
Lektorat:
Michaela Albrecht – www.woerterfall.de
Herstellung und Verlag:
Books on Demand GmbH, Norderstedt
ISBN 978-3-8370-6567-1

Inhaltsverzeichnis

Vorwort

Alle Lebewesen haben die spirituellen Fähigkeiten zu heilen als Geburtsgeschenk bekommen. (…) Aber menschliche Wesen - die der Höhepunkt der Schöpfung sind - haben die größte Kraft. Usui Reiki Ryôhô (Usui Heilmethode) ist in diese Welt gekommen, um diese Kraft zu nutzen.
Mikao Usui [24]

Reiki ist eine wunderbare Heilmethode, die von immer mehr Menschen auf der ganzen Welt praktiziert wird. Mittlerweile gibt es die unterschiedlichsten Stile und Erweiterungen innerhalb des Reiki-Systems. Lassen Sie sich von dieser Vielfalt nicht verunsichern: Es ist einfach, die Reiki-Heilmethode zu erlernen, denn heilen kann jeder. Mit diesem Buch möchte ich Sie daran erinnern.

Ich habe erfahren, welche große Kraft entsteht, wenn man sich auf das Wesentliche konzentriert: So sind zum Beispiel die Reiki-Symbole wirksame, aber nicht mehr notwendige Werkzeuge, um energetisch zu heilen. Es geht auch einfacher. Warum und wie das im Alltag funktioniert, zeige ich in diesem Buch.
Das Faszinierende an der Reiki-Energie ist für mich, dass sie einfach und dabei tiefgründig den Menschen zu sich selbst führt - und die Gesundheit sich dabei quasi als „Nebenprodukt“ einstellt.

Die Reiki-Heilmethode ist ein sanfter, spiritueller Weg, der uns mit unserem wahren Selbst in Verbindung bringen kann. Auf dem Weg dahin muss sich der Mensch einem ganzheitlichen Heilungsprozess unterziehen. Schon zu Beginn dieses Prozesses wird das Herz weiter, die Lebensfreude wächst, Klarheit stellt sich ein. Und schließlich können wir Meister unseres eigenen Lebens werden.

Ich hoffe, dass meine Sicht auf die Reiki-Methode, die sich in den Jahren meiner Lehrtätigkeit entwickelt hat, Ihnen erfrischende Impulse für Ihren eigenen Weg mit Reiki geben kann.

Wie viele Wege es doch gibt. Wie geschäftig die Menschen sich auf den Wegen begegnen, aneinander vorbei eilen, ein Ziel erreichen wollen. Auf anderen Wegen herrscht Ruhe. Kaum einmal trifft hier der Wanderer einen anderen. Er ist allein mit sich und dem Weg. Wie kann das sein? Jener Weg scheint unbequemer, doch ist er nur nicht so bekannt, so offensichtlich ein gangbarer Weg, wie die anderen Wege. Manche Wege wurden in früheren Zeiten oft benutzt und gerieten dann in Vergessenheit. Ein Wanderer in späterer Zeit hat dann Mühe, den Weg zu finden.

Vielleicht muss auch ein neuer Weg angelegt werden, der den Wanderer an Orten entlangführt, die er sonst nie gesehen hätte. (Andrea Leitold)

Grundlagen

Was ist Reiki?

Mit dem aus Japan stammenden Wort „Reiki“ (gesprochen: Reeki) bezeichnet man eine spirituelle Heilmethode, die Anfang des letzten Jahrhunderts von dem Gelehrten Mikao Usui (1865-1926) entwickelt wurde. Dabei steht „Re“ im Japanischen für „universell“ und „Ki“ für „Energie“. Seit den 80er Jahren des 20. Jahrhunderts hat sich diese Heilmethode rasant in Europa verbreitet und ist weiten Teilen der deutschen Bevölkerung zumindest dem Namen nach bekannt. Es handelt sich bei Reiki um eine Form der Energieübertragung, die durch Handauflegen oder durch mentale Weitergabe erfolgen kann.

Reiki, diese universelle Energie, ist überall und immer gegenwärtig. Sie ist in uns und um uns. Unser Körper nimmt ständig Lebensenergie aus seiner Umwelt auf, um seine notwendigen Funktionen aufrechtzuerhalten. In dem Maße, in dem unser Körper diese Information des Lebens aufnehmen und umsetzen kann, fühlen wir uns lebendig, kraftvoll und harmonisch.
In Indien nennt man diese Energie Prana, in China ist es das Ki, unsere Vorfahren nannten sie Od oder Atem Gottes, für die Christen ist es der Heilige Geist. All dies sind verschiedene Namen für dasselbe Phänomen.
Reiki ist also die Bezeichnung für eine göttliche Energie und gleichzeitig auch der Name einer japanischen Heilmethode.

Wenn wir davon ausgehen, dass es eine göttliche Quelle gibt, aus der sich alles Leben entwickelt hat (gleichgültig, ob wir diese Quelle „Gott“, „Schöpfung“, oder „Alles-Was-Ist“ nennen), dann ist Reiki die Kraft, die beständig aus dieser Quelle strömt und alles Lebendige mit Energie versorgt *(siehe Grafik, Seite 11)*. Diese sich verströmende Energie teilt sich aus der Quelle kommend in unterschiedliche Frequenzbänder auf, vergleichbar dem Licht, das sich in Spektralfarben zerlegen lässt. Reiki ist aus dieser Sicht keine klar definierte Energie, sondern vielschichtig wie das Leben selbst. Und genau so vielschichtig sind auch die Menschen, die Reiki durch sich kanalisieren können: der eine bringt die Energie eher im „roten Spektrum“ auf die Erde, ein anderer im „gelben Bereich“ - abhängig davon, wo sich der jeweilige Mensch auf seinem Entwicklungsweg gerade befindet. Wer auf viele Frequenzen zugreifen kann, ist in unseren Augen womöglich ein Heiler.

Das westliche Reiki-System gliedert sich in drei aufeinander aufbauende Stufen, auch Grade genannt. Im ersten Grad wird das Handauflegen gelehrt. Im zweiten Grad werden mentale Techniken der Energiearbeit vermittelt. Der dritte Grad („Meistergrad“) lehrt die Grundlagen, um die Meisterschaft des eigenen Lebens zu erlangen und die Lehrbefähigung für das Reiki-System zu erhalten. Mit jedem Grad erreicht man eine weitere Ebene innerhalb der Reiki-Energie.

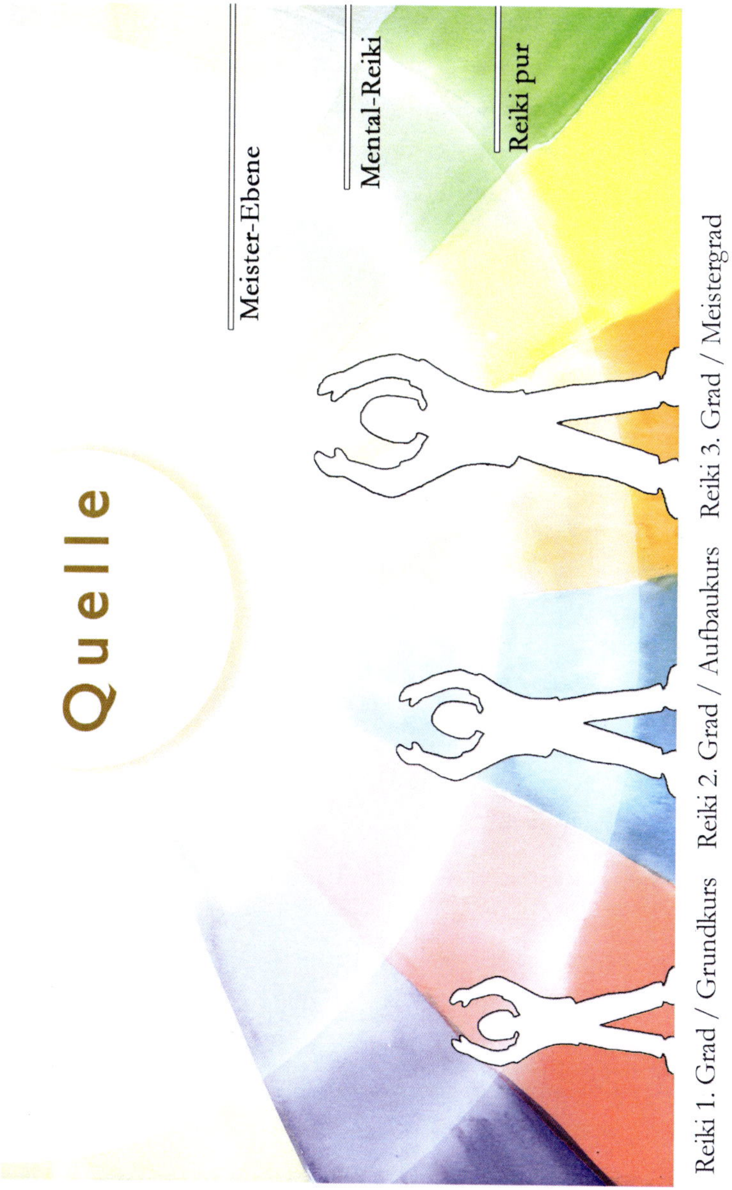

Erläuterung der Grafik – Seite 10

Das Wunderbare an dieser Methode ist, dass der Geber die universelle Lebensenergie durch sich als Kanal fließen lässt; d.h. er kann geben, ohne dass ihm selbst Energie genommen wird. Es ist sogar so, dass er bei jeder Energiegabe auch selbst Lebensenergie für sein eigenes System erhält.

Darüber hinaus wird die Reiki-Heilmethode auf eine Art vermittelt, die sie für Menschen der westlichen Welt besonders attraktiv macht: die Technik des Handauflegens erlernt man innerhalb von nur zwei Tagen. Kein jahrelanges Üben, keine geschulten mentalen Kräfte, kein asketischer Lebenswandel sind nötig, um ein sogenannter Reiki-Kanal zu sein. In einem Reiki-Seminar erhält man von einem Reiki-Lehrer mehrere rituelle Energieübertragungen – auch Einweihungen genannt – sowie detaillierte Informationen zu dieser Heilmethode. Damit ist man fähig, sich als bewussten Kanal zur Verfügung zu stellen und die Lebensenergie fließen zu lassen. Durch den verstärkten Zufluss dieser Energie können Körper und Geist Heilung erfahren.

Die Reiki-Praxis ist ein spiritueller Pfad, der letztendlich zu der Erfahrung führt, das wir alle verbunden sind über und mit einer Kraft, die weitaus umfassender ist, als wir uns das mit unserem menschlichen Geist vorstellen können.

Die moderne Geschichte des Reiki

Wir können das Reiki-Heilsystem am besten verstehen, wenn wir auch einen Blick auf die geschichtliche Entwicklung dieser Methode werfen. Was für ein Mensch war der „Erfinder", in welchem kulturellen Kontext hat er gelebt, und wie haben seine „Nachkommen" das Wissen weitervermittelt?

Überliefert ist, dass Reiki als Heilmethode zu Anfang des letzten Jahrhunderts von dem Japaner **Mikao Usui** wieder entdeckt wurde. Über die Lebensgeschichte dieses Mannes wurden viele Legenden „gestrickt" und Spekulationen angestellt, und zwar wohl vor allem deshalb, um diese östliche Lehre leichter im Westen zu etablieren. Die Nachforschungen von Frank A. Petter [1] und die Berichte von Tadao Yamaguchi [2] (er lehrt das traditionelle japanische Reiki) ergeben nun folgendes Bild:

Mikao Usui (1865 -1926) wurde in dem Dorf Taniai Mura (heute Miyamacho) im Süden Japans geboren. Er war verheiratet und hatte zwei Kinder. In jungen Jahren studierte Usui im buddhistischen Tendai-Tempel auf dem heiligen Berg Kurama *Kiko* – eine japanische Variante des Qi Gong. Bei dieser Heilmethode sammelt man Heilenergie an, die man dann weitergeben kann. Diese Methode erschöpft den Geber, weil die eigene Energie benutzt wird.

Als Erwachsener bereiste Usui Japan, China und Europa, weil er sein Wissen in den Bereichen Medizin, Psychologie und Religion erweitern wollte. Außerdem wollte er

seine spirituelle Entwicklung vorantreiben. Während seiner Auslandsaufenthalte ging er den unterschiedlichsten Tätigkeiten nach: er arbeitete als kaufmännischer Angestellter, als Journalist, als Sekretär für den Leiter des Ressorts Gesundheit und Wohlfahrt und sogar als Geistlicher für Gefängnisinsassen. Sein Herzenswunsch war, den Zustand vollständigen Geistesfriedens zu erlangen: An-Jin Ruyu-Mei. Über drei Jahre lebte er asketisch als buddhistischer Mönch und hatte doch den angestrebten erleuchteten Zustand immer noch nicht erreicht.
Verzweifelt zog er sich im März 1922 auf den Kurama-Berg zurück – in Vorbereitung auf seinen Tod.
Nach einer 21 Tage dauernden Fastenmeditation spürte er einen „kraftvollen Schlag in der Mitte seines Gehirns, als wäre er vom Blitz getroffen worden“. Er verlor die Besinnung und erwachte erst mehrere Stunden später. „Während des Vorfalls war die göttliche Reiki-Energie in seinen Körper und seine Seele gedrungen. Als die kosmische Energie und seine Energie in Resonanz traten, erkannte er: `Das Universum ist ich – ich bin das Universum´. Endlich hatte er die Erleuchtung erlangt, nach der er so lange gesucht hatte.“ ([2] T. Yamaguchi)
Nach diesem Erlebnis wusste er, dass er nun andere heilen konnte, ohne dabei seine eigene Energie zu verbrauchen.

Zunächst erprobte er seine Heilkraft an sich selbst, dann ließ er sie seiner Familie zukommen. Da seine Methode bei den unterschiedlichsten körperlichen Störungen sehr erfolgreich war, beschloss er, diese Möglichkeit der

Selbstheilung vielen Menschen anzubieten. 1922 erfolgte die Gründung der USUI REIKI RYOHO GAKKAI (Usui Reiki-Heilungs-Gesellschaft) mit Sitz in Tokio. Usui selbst fungierte als erster Präsident.
Seine Arbeit basierte auf Reiki-Ryoho (Reiki-Methode), auf Gassho (Meditation), Reiji (intuitives Reiki), Chiryo (Behandlung/Heilung) sowie den fünf Lebensregeln. Er entwickelte also ein ausgereiftes Heil-Konzept, das die Reiki-Praxis verbunden mit Meditation, Intuition und spiritueller Entwicklung verband.

„Usui soll zwischen 1922 und 1926 etwa 2000 Schüler gehabt haben." ([2] T. Yamaguchi). Einige der Schüler waren Angehörige der Marine. Dort wurde Reiki eingesetzt, weil es auf den Kriegsschiffen wenig Platz für medizinische Gerätschaften gab. Der zweite Präsident der Gakkai war sogar Vizeadmiral der Marine.
Die Verbindung von Reiki und Marine stellte sich später als Hindernis heraus:
Nach Kriegsende und dem Sieg der Alliierten wurde im Hauptquartier (GHQ) der USA von General Mac Arthur beschlossen, jegliche östliche Medizin zu verbieten, da diese für unwissenschaftlich und daher nutzlos gehalten wurde. Dazu kam noch die Nähe von Reiki zur Marine. Das führte schließlich dazu, dass die GAKKAI ihre öffentlichen Aktivitäten einstellen musste. Die Reiki-Bewegung rutschte in den Untergrund. Und selbst heute noch arbeitet die Organisation sehr zurückgezogen.

Mikao Usui bildete bis zu seinem Tode 20 Meister (*Shihans*) aus. Einer dieser Meister war der Marinearzt, Hauptmann und spätere Offizier Chujiro Hayashi. Er trug die Reiki-Lehre weiter. Eine der Meisterinnen, die er ausbildete, war die auf Hawaii lebende Hawayo Takata. Schauen wir uns die Lebensläufe dieser beiden einmal näher an. Sie zeigen, durch welche Umstände die Reiki-Methode in unseren Kulturkreis gelangte:

Chujiro Hayashi wurde am 15. September 1879 in Tokio geboren. Er wurde 1925 zum Shihan eingeweiht und durfte den gesamten Reiki-Kurs unterrichten. Er brachte seine medizinischen Kenntnisse in die Reiki-Arbeit mit ein und gründete sein eigenes Institut, das Hayashi Reiki Kenkyukai.

Bevor die USA in den Zweiten Weltkrieg eintraten, reiste Hayashi nach Hawaii, um Frau **Hawayo Takata** in den Meistergrad einzuweihen. Für einen so hochrangigen ehemaligen Marineoffizier war das sehr riskant, denn im Jahr 1938 war die politische Lage in Hawaii bereits sehr kritisch. „Als die japanischen Marinebehörden vor dem Angriff auf Pearl Harbor von ihm Informationen über Hawaii verlangten, wollte er nicht kooperieren. Er wusste, dass ihm dafür eine harte Strafe drohte - und dass sich das auch auf seine Familie auswirken würde. Deshalb wählte er am 11. März 1940 den Ehrentod.“ *([2] Tadao Yamaguchi)*

Nach seinem Tod übernahm Hayashis Ehefrau Chie die Hayashi Reiki Kenkyukai.

Die Entwicklung der westlichen Reiki-Bewegung

Die oben erwähnte Frau, die Hayashi auf Hawaii in den Meistergrad eingeweiht hatte, war Hawayo Takata. Sie war übrigens auch diejenige, die das Reiki-System in die USA brachte. Vor dem brisanten politischen Hintergrund ist nun verständlich, warum Frau Takata behauptete, Mikao Usui sei ein christlicher Priester gewesen, der an einer kleinen christlichen Universität in Kyoto gelehrt habe. Ohne eine solche Notlüge hätte sie unter den gegebenen Umständen eine japanische Heilmethode nur schwer in den sehr christlich geprägten USA etablieren können.

Hawayo Takata wurde am 24.12.1900 auf der hawaiianischen Insel Kauai geboren. Sie arbeitete auf einer Zuckerrohrplantage und musste nach dem Tod ihres Mannes die beiden Kinder alleine großziehen. Einige Jahre nach seinem Tod (1935) wurde sie lungenkrank, hatte ständige Unterleibsschmerzen und erlitt einen Nervenzusammenbruch. Nachdem eine ihrer Schwestern gestorben war, entschloss sie sich, ihre Eltern in Japan zu besuchen, um Hilfe für ihre Gesundheitsprobleme zu finden. So kam sie schließlich zu Dr. Hayashis Reiki-Klinik und erhielt dort zwei Behandlungen pro Tag. Nach vier Monaten war sie vollständig geheilt.

1936 erlernte sie selbst Reiki, damit sie sich in Hawaii selbst behandeln konnte, und begann im selben Jahr auch die Reiki-Ausbildung in Dr. Hayashis Klinik. 1937, nachdem sie ein Jahr in dessen Klinik gearbeitet hatte, ging sie nach Hawaii zurück, begleitet von Dr. Hayashi, der dort Vorträge hielt und Reiki-Kurse gab. 1938 erhielt sie von Hayashi den Shinpiden (Meistergrad), führte selbst Behandlungen durch und bildete bis zum 2. Grad aus.

Hawayo Takata wurde als Heilerin sehr bekannt. Sie bereiste auch die USA sowie andere Länder und weihte bis zu ihrem Tod am 11. Dezember 1980 22 Großmeister ein – und nur diese durften wieder Reiki-Meister/Lehrer weihen. *(vgl.*[1]*)*

Takata lehrte ihre eigene Methode des Reiki-Systems, so wie auch ihr Lehrer, Dr. Hayashi, Reiki auf seine Weise gelehrt hatte. Viele Techniken, die Usui und Hayashi noch wichtig gewesen waren *(siehe Kapitel: Japanische Techniken, S.78)*, gab Takata nicht mehr weiter. Außerdem lehrte sie das Reiki-System in nur drei Stufen (Graden), während Usui noch sechs Grade gelehrt hatte.

Nach Takatas Tod entstanden zwei Organisationen: die Reiki Alliance, gegründet von Takatas Enkelin, Phyllis Lei Furumoto, und die Radiance Technique Association International, Inc. unter der Führung von Dr. Barbara Ray.

Ende der 80er Jahre löste Phyllis Lei Furumoto das Großmeistertum (den Titel gibt es allerdings noch) auf und läutete damit den Beginn der freien Reiki-Bewegung ein. Seit dieser Zeit ist jeder Reiki-Lehrer automatisch autorisiert, weitere Lehrer auszubilden. Vorher war die Ausbildung eines Lehrers den Großmeistern vorbehalten gewesen. Seit der freien Reiki-Bewegung können viele unabhängige Lehrer die ursprünglichen Rituale und Symbole weitergeben, ohne einer Dachorganisation angehören zu müssen.

Das Nachteilige an dieser Öffnung war und ist immer noch, dass man eine Reiki-Ausbildung inkl. Lehrergrad nun in wenigen Wochen oder sogar Tagen absolvieren kann: die ursprüngliche Qualität und Tiefe der Ausbildung bleiben dabei auf der Strecke. Der Interessent kann sich nun entscheiden, ob er von einem solchen "Instant-Lehrer" oder einem erfahrenen Lehrer ausgebildet werden möchte. Bei der Wahl des passenden Reiki-Lehrers sollte man seine Intuition fragen - nicht nur den Geldbeutel.

Usuis Erben

Das Leben drängt danach, sich weiterzuentwickeln. In der Natur nennen wir es Evolution, im Bereich der Technik Fortschritt. Ein System entwickelt sich üblicherweise vom Einfachen zum Komplexen – vom Einzeller über den Fisch zum Menschen, von der Steintafel über die Schreibmaschine zum Computer, usw.

Dies ist auch in der Reiki-Bewegung geschehen: Der Gründer des Reiki-Systems, Mikao Usui, gab das Wissen weiter, das er als wesentlich und wirksam erkannt hatte.

Seine Schüler griffen seine Lehre auf setzten eigene Schwerpunkte, ließen weg, was ihnen unwesentlich erschien, und fügten etwas hinzu, wo sie an der „Ur-Lehre“ etwas vermisst hatten (die Naturwissenschaft würde diesen Vorgang „Anpassung an die Umweltbedingungen“ nennen).

Auch als das Reiki-System in den westlichen Kulturkreis etabliert wurde, mussten verschiedene Anpassungen von den Lehrenden vorgenommen werden. Chujiro Hayashi, der japanische Marine-Offizier und Frau Takata, die Hawaiianerin japanischer Abstammung, haben uns Reiki mit den „westlichen Anpassungen“ nahegebracht.

Und das Reiki-System entwickelt sich immer noch weiter - bis heute. Jeder gewissenhafte Lehrer passt das System an seine Vorstellungen an, indem er Teile weglässt und andere hinzufügt. Dies hat dazu geführt, dass heute viele Auffassungen, Stile und Ergänzungen von Reiki existieren. Die „wahre Lehre“, die für viele Lehrer ein Qualitätskriterium ist, bleibt uns jedoch verborgen, denn kei-

ner von uns hat mit Meister Usui am Wasserfall des Berges Kurama gesessen und die erleuchtende Erfahrung miterlebt, die der Welt das Reiki-System brachte...
Die Reiki-Meister, die Reiki in den Westen holten, hatten einiges von Usuis Heiltechniken unbeachtet zurückgelassen, wie wir dank der Nachforschungen von Frank A. Petter seit einigen Jahren wissen. Und wie Meister Usui selbst seine Erfahrungen erlebt und umgesetzt hat, können wir nur erahnen. Frau Takata brachte uns das Reiki-System in drei Stufen, den sogenannten Graden, nahe und ergänzte diese durch den Titel des Großmeisters. Mittlerweile wird auch dieser Begriff schon recht inflationär verwendet. Es gibt heute Reiki-Stufen, die über die drei Grade weit hinaus gehen, und auch sie berufen sich auf die ursprüngliche Heilmethode von Usui. Das entspringt wahrscheinlich dem im Westen verbreiteten Motto: „Höher, Schneller, Weiter"…

Woran sollte sich der interessierte Laie oder der Reiki-Praktizierende orientieren? Wer blickt da eigentlich noch durch? Ich selbst habe es aufgegeben, alle Reiki-Arten zu kennen und zu verstehen. Es gibt mittlerweile eine vielfältige Zahl an Reiki-Methoden, weil die Menschen eben unterschiedlich sind und verschiedene Wege brauchen, die zum Ziel führen sollen.
Ich persönlich empfinde das Reiki-System, das wir von Meister Usui empfangen haben, als vollständig. Mit der Meister-Einstimmung ist man bei der schöpferischen Quelle angekommen. Was sollte es darüber hinaus noch geben?

Praxistest

Einige Jahre nach meinem ersten Reiki-Seminar, als ich mit meiner Tätigkeit als Reiki-Lehrerin begann und die ersten Schüler zu mir kamen, kam ich nicht umhin, einige Dinge zu hinterfragen, die ich von meinen Lehrern erlernt hatte: „Was ist der Zweck dieser Handlung?" und „Warum führe ich diese Handlung so aus und nicht anders?" Bevor ich selber lehrte, hatte ich einfach bestimmte Abläufe übernommen, zum Beispiel wie eine Ganzbehandlung mit Reiki durchzuführen ist, oder auch die Symbole und Mantren des zweiten und dritten Grades. Ich hatte meinen Lehrern vertraut, wusste auch, dass es funktionierte und machte mir weiter keine Gedanken darüber. Meine Schüler stellten aber Fragen - und ich konnte zunächst nur erwidern: „weil ich es selber so gelernt habe". Dass dies natürlich keine fundierte Antwort ist, war mir selber auch klar. Daher begann ich schrittweise, mein ganzes Ausbildungsprogramm dieser „Sinnvoll-Analyse" zu unterziehen. Dahinter stand und steht für mich immer die große Frage: Geht es nicht auch einfacher? Was ist der Sinn einer Handlung - und wie kann ich diesem Sinn auf eine einfache, angemessene Art gerecht werden? Was möchte ich bezwecken?
Das hat mich letztendlich auch dazu gebracht, die Mantren und Symbole, die eigentlich fester Bestandteil des Reiki-Systems sind, einfach wegzulassen. Ich ermutige den Schüler, eigene Symbole zu finden, so er sie denn überhaupt braucht.

Über allem: Die Intuition

Mikao Usui selbst bezeichnete seine Heilmethode als spirituell. Er lehrte, die Hände intuitiv auf den Körper des Patienten aufzulegen, um Krankheiten und seelische Ungleichgewichte zu erkennen und aufzulösen. Solch eine Vorgehensweise setzt natürlich eine besondere Sensibilität und Erfahrung voraus. Der rational und logisch funktionierende Verstand eines Westeuropäers hat damit gewisse Schwierigkeiten.

Was ist überhaupt Intuition?

„Intuition ist eine Art wortloses Wissen, die Fähigkeit, die Wahrheit ohne Erklärungen spüren zu können. Intuition wirkt jenseits von Raum und Zeit – sie ist ein Bindeglied zum Höheren Selbst."
S. Roman [18]*, S.155*

Woran erkenne ich die Intuition - und was ist sie nicht? Um es gleich vorweg zu sagen: Intuition ist nicht, wenn man etwas „aus dem Bauch heraus" tut - das ist das Bauchgefühl. Die Intuition, von der ich spreche, sitzt im Herzen.
Mittlerweile beschäftigt sich selbst die Hirnforschung mit diesem Phänomen. Wissenschaftler haben durch verschiedene Versuche herausgefunden, dass der Mensch in der Lage ist, auch solche Informationen aus seiner Umwelt zu verarbeiten, die nicht bewusst mit dem Verstand aufgenommen wurden und dass er auch darauf reagieren

kann. Er weiß plötzlich Dinge, ohne dass ihm bewusst ist, woher er dies weiß. Die Forscher beziehen sich dabei auf die Eindrücke, die der Mensch über seine „normalen“ Sinneswahrnehmungen, wie Sehen, Riechen, Hören aufnimmt.

Die Eindrücke, die die Wissenschaft nicht messen kann (oder will), liegen im feinstofflichen Bereich. Ein Beispiel: wir kommen in einen Raum, in dem sich mehrere Menschen befinden und im Bruchteil einer Sekunde wissen wir: hier herrscht „dicke Luft“, also eine angespannte Stimmung. Dieses Phänomen, Stimmungen in einem Raum in Sekundenschnelle erfassen zu können, ist möglich durch unserer feinstofflichen Wahrnehmung, die über die materielle Sinneswahrnehmung weit hinausgehen kann.

Vor diesem Hintergrund ist intuitives Handeln die Fähigkeit, unter Auslassung des Verstandes in einer Situation optimal zu reagieren. Wer kennt das nicht: während einer Autofahrt tritt man unvermittelt auf das Bremspedal, um danach festzustellen, dass man gerade einer Kollision mit einem vorausfahrenden Fahrzeug entgangen ist. Hier ist keine Magie im Spiel - der Mensch hat eben Wahrnehmungen, die außerhalb des zurzeit messbaren Bereichs liegen. Und wenn der Mensch relativ entspannt ist - wie das oft beim Autofahren der Fall ist - können diese Wahrnehmungen sofort in Handlungen umgesetzt werden.

Auch in unserem westlichen Kulturkreis haben wir alle schon Erfahrung mit intuitiven Entscheidungen gemacht, wir sind lediglich nicht darauf sensibilisiert, diese Erlebnisse bewusst zu akzeptieren und uns stärker auf die Intuition zu verlassen. Intuition ist im Grunde die Fähigkeit, aus dem Augenblick heraus das Richtige zu tun oder zu wissen („richtig" im Sinne von „das Beste für mich und mein Umfeld"), ohne eine logische Begründung für eine Entscheidung vorweisen zu können.

Woran erkennt man nun, ob ein Impuls aus der Intuition geboren wurde oder aus einem anderen Bereich unseres Wesens? Die Intuition ist im Vergleich zu anderen Impulsen aus unserem Innern - welche z.B. aus Angst entstehen - immer ruhig, leise und bestimmt. Sie spricht niemals laut, fordernd, widersprüchlich oder gar beängstigend. Die Intuition ist eben kein Gefühl. Sie ist neutral, im tiefsten Wortsinn "gefühllos". Eine intuitiv getroffene Entscheidung fühlt sich dennoch im Herzen oft ruhig, warm und wahrhaftig an. Ich vermute, die intuitiven Impulse kommen aus einem Bereich in uns, den wir als Höheres Selbst oder Seelenfunke bezeichnen können - unserer Verbindung zur göttlichen Quelle.

Aber die Intuition ist eine zarte Pflanze. Der Verstand, der danach fast zwangsläufig aktiv wird, zerpflückt dieses Pflänzchen oft sofort und tritt es in den Staub. So behandelt, zieht sich die Intuition natürlich zurück.

Damit ergibt sich auch von selbst, auf welche Weise man die Intuition fördern kann: nehmen Sie die intuitiven Impulse aus Ihrem Inneren wahr, nehmen Sie sie „für wahr". Vertrauen Sie Ihrer inneren Stimme und weisen Sie den Verstand in die Schranken. Fragen Sie doch mal erfolgreiche Manager, wie diese zu ihren Entscheidungen kommen - sie folgen ihrem intuitiven Wissen. Hinterher wird die getroffene Entscheidung noch rationell unterfüttert, aber ausgegangen ist sie von der Intuition.

Diese leise, klare Stimme in uns kann auch im Zusammenhang mit Reiki ein guter Wegweiser sein. Sie kann uns z.B. auch helfen, den für uns passenden Reiki-Lehrer zu finden.

Wie wirkt die Reiki-Energie?

Wir heilen nicht durch Reiki, sondern Reiki heilt *durch* uns.

Reiki wird nicht gegeben, sondern genommen. Das heißt, der Empfänger bestimmt (unbewusst), wie viel Heilung er gerade aufnehmen kann. Und deshalb kann mit einer Reiki Behandlung nichts falsch gemacht werden. Die Energie findet ganz von selbst ihren Weg zu den Orten, wo Heilung benötigt wird. Denn der Energiemangel im Körper zieht wie ein Vakuum die einströmende Kraft an.

Ist dann der Mensch mit Energie gesättigt, hört Reiki einfach auf zu fließen. Eine Überdosierung ist so nicht möglich. Es sei denn, der Reiki-Geber fügt seinen eigenen Willen nach Heilung oder persönliche Gefühle in den

Behandelten hinein und verlässt somit seine Position als reiner Reiki-Kanal.
Der Reiki-Ausübende selbst verliert durch sein Geben nichts an Energie, denn die Quelle der Energie ist das Universum selbst – und nicht der Reiki-Gebende.

Die Reiki-Energie ist in ihrer Wirkung ganzheitlich. Sie unterscheidet nicht zwischen Körper, Gemüt und Geist. In allen Bereichen des Menschen wird Energie benötigt. Meistens wird ein Mangel bzw. Ungleichgewicht an Energie am ehesten auf der körperlichen Ebene wahrgenommen. Dass der ganze Mensch auf die Reiki-Kraft reagiert, äußert sich oft erst nach einer Reiki-Behandlung. So tauchen zum Beispiel Erinnerungen an verletzende Situationen vor unserem inneren Auge auf, wir haben unerklärliche Gefühlsausbrüche oder unsere Träume sind beunruhigend seltsam. Reiki energetisiert, reinigt und harmonisiert alle Ebenen des Menschen.

Die Reiki-Energie strömt - vereinfacht dargestellt - durch den Scheitel (die Krone) in das Herzzentrum und die Hände des Empfängers. Das heißt also, jedes Mal, wenn wir uns oder anderen Menschen Reiki geben, erhält auch unser eigenes Herz – das ja auch der Sitz unserer Liebesfähigkeit ist - Lebensenergie.
Aus einem geschulten Reiki-Kanal wird die Energie (im Wortsinn) aus allen Poren seines Körpers fließen.

Und Reiki hat eine wundervolle Nebenwirkung: da das Herz mit Energie versorgt wird, steigt auch die Liebesfähigkeit. Dies wirkt sich z.B. so aus, dass der Mensch Vertrauen ins Leben empfindet und herzlicher und offener wird. Er findet leichter Zugang zu seiner Spiritualität und das erweitert sein Bewusstsein, sein Vertrauen und seine Authentizität.

Wirkung im Körper

Meine Erfahrung hat gezeigt, dass z.B. Infektionskrankheiten unter dem Einfluss von Reiki weniger dramatisch verlaufen und schneller als gewohnt abklingen. Reiki scheint also das Immunsystem zu stärken. Der Körper wird durch die intensive Zufuhr von Lebensenergie, die durch eine Reiki-Sitzung verfügbar wird, gekräftigt und entgiftet.
Auch chronische und akute Schmerzen werden von der Heilkraft umfassend und schnell gelindert. Ein Erfolg ist meist schon nach wenigen Minuten spürbar. Wenn die medizinische Behandlung durch Reiki unterstützt wird, verheilen Wunden, Knochenbrüche, Zerrungen, o.ä. schneller und ohne Komplikationen.
Kurz: durch die Aktivierung der Selbstheilungskräfte wird der gesamte Körper harmonisiert. Er findet in sein Gleichgewicht.

Die Reiki-Lehrerin Karin Haun testete Reiki-Behandlungen mit der Vitalblutdiagnose im Dunkelfeld (zeigt die subjektiven Bluteigenschaften und die Funktion der Blutzellen), indem sie das Blut jeweils vor und nach

einer Reiki-Behandlung testete. „Dabei konnte sie feststellen, dass die Fließfähigkeit des Blutes sich durch Reiki verbessert hat, so dass es (...) `richtig lebendig´ wirkte, und dass rote Blutkörperchen, die zuvor geklumpt hatten oder deformiert gewesen waren, sich danach wieder normalisierten.“ [4]
Beachten Sie aber: eine Reiki-Behandlung ist kein Ersatz für eine notwendige medizinische Versorgung.

Wirkung im seelisch-geistigen Bereich

"Unter allen Leidenschaften der Seele bringt die Trauer am meisten Schaden für den Leib.“(Thomas von Aquin)

Die Heilung des Körpers geschieht immer nur im Zusammenhang mit der Heilung von Geist und Seele. Wenn die Seele leidet und der Mensch dieses Leid nicht wahrnehmen kann oder will, kommt es beispielsweise zu Depressionen und Angststörungen. Und wenn wir diese Symptome nicht erkennen, überbringt uns schließlich der Körper die Botschaft der Seele - in Form von Krankheitssymptomen.

Jede Krankheit ist für mich eine Aufforderung, genauer in die eigene Innenwelt zu schauen und den Seelenschmerz hinter dem Symptom zu suchen. Die Reiki-Kraft vollbringt nun das Wunder, die seelische Ursache für eine Erkrankung ins Bewusstsein zu bringen. Im Licht des Bewusstseins können wir unsere Ängste anschauen und erhalten dann noch weitere Energie, um uns von dem alten Muster zu lösen. Gerade bei chronischen Krankheiten empfiehlt es sich, nach den seelischen Ursachen zu forschen. Ein großer Schock oder tiefsitzende Ängste sind oft auslösende Faktoren einer chronischen Erkrankung. Der Körper kann nur dann heilen, wenn er nicht länger durch ein tiefsitzendes seelisches Problem belastet wird. *(vgl.[5])* Der Heilung des Körpers geht also immer die Heilung der Seele / des Geistes voraus.

Ausführlich wird der Zusammenhang von unbewussten Mustern und Krankheit im Kapitel *Die mentale Ebene im Menschen* (S. 118) beschrieben.

Übung: Sich von alten Ängsten lösen

- Fühlen Sie in Ihren Körper hinein und lokalisieren sie die Angst in Ihrem Körper. Fragen Sie sich: „Wo genau fühle ich die Angst?"
- Wenn Sie innerlich ruhig werden und die Gedanken versiegen lassen, wird Ihr Körper klare Signale an Ihr Bewusstsein senden, wo die Angst sitzt.
- Geben Sie sich dann genau an dieser Körperstelle Reiki und stellen Sie sich vor, wie die Angst dort gelöst wird und Ihren Körper verlässt.

Wer ist empfänglich für die Reiki-Energie?

Reiki wirkt bei allen lebendigen Wesen, also bei Mensch, Tier und Pflanze. Selbst kleinen Kindern kann man bedenkenlos Reiki geben – wenn sie genug haben, gehen sie einfach weg oder werden unruhig. Bei Tieren ist es genauso. Man muss also nicht an Reiki „glauben", damit es funktioniert.
Es gibt sogar Berichte, dass elektronische Geräte besser funktionieren, wenn sie Reiki erhalten haben. Ich persönlich lade Batterien auf, wenn ich gerade keine neuen zur Hand habe.
Pflanzen nehmen ebenfalls die Reiki-Energie auf: sie gedeihen besser und sind widerstandsfähiger gegenüber Schädlingen.

Reinigung / Erstverschlimmerung

Wenn bei einer Reiki-Behandlung an einem akuten Problem gearbeitet wird – etwa Rückenschmerzen – kann es sein, dass der Schmerz anfänglich verschwindet, dann aber kurzzeitig umso heftiger wiederkehrt. Wie kann das sein? Im Falle von Rückenschmerzen verkrampft sich das Gewebe um den Schmerzherd herum, im Gewebe und im Energiesystem lagern sich dadurch Stoffe ab, die Schmerzen verursachen. Mit einer Reiki-Behandlung werden diese Stoffe gelöst und müssen, manchmal schmerzhaft, den Körper verlassen.
Oft berichteten mir Reiki-Kunden folgende Symptome,

die auf eine innere Reinigung hinweisen: verstärktes Schwitzen, Durchfall, erhöhtes Durstgefühl, Kopfschmerzen.

Auch das Gemüt erfährt eine Klärung. Symptome auf der psychischen Ebene können sein: spontanes Weinen, Wutausbrüche, Trauer, Lachen. Das bewusste Erleben dieser Emotionen ist wie ein Großreinemachen. Gestaute oder nicht ausgedrückte Gefühle sind für das Unterbewusstsein und unsere Seele wie Gift. Mit der Reiki-Kraft wird es aus den seelischen Strukturen ausgewaschen und weggespült. Effekt: wir fühlen uns erleichtert und freier.

Die eben beschriebenen Symptome auf körperlicher und emotionaler Ebene können auch nach dem Besuch eines Reiki-Grundkurses auftauchen, denn der Mensch hat während des Seminars große Mengen an Energie aufgenommen, die reinigend und harmonisierend wirken. Etwa 21 Tage dauert es, bis der Körper sich an das neue Energieniveau gewöhnt hat und die „Nebenwirkungen" verschwinden.

Gegenanzeigen

Obwohl Reiki eine sanfte Heilmethode ist, ist es nicht in jedem Fall ratsam, ein Reiki-Seminar zu besuchen. Für Menschen mit akuten psychischen oder physischen Problemen könnten die Energien in ihrer Wirkung zu stark sein *(siehe Reinigung / Erstverschlimmerung)*. In diesen Fällen

sind Einzel-Sitzungen einem Seminar vorzuziehen.
Es gibt auch Situationen, da sollte Reiki erst gar nicht zum Einsatz kommen. Aber wie kann das sein?
Reiki entgiftet und gibt Energie. Wenn ich beim Zahnarzt auf der Behandlungsliege sitze und er mir eine Betäubungsspritze gibt, damit die Zahnbehandlung nicht schmerzt, ist Reiki kontraproduktiv; denn Reiki würde versuchen, das Gift (der Betäubungsspritze) so schnell wie möglich aus meinem Körper zu entfernen. Die Folge: die Spritze verliert ihre Wirkung viel schneller als geplant.
Ein Beispiel aus der Botanik: meine Topfpflanze hat Läuse – wenn ich der Pflanze Reiki gebe, werden die Läuse ebenfalls energetisiert. Jetzt entscheidet die Natur, wer stärker ist. Was tun wir also mit der Pflanze? Wenn wir nicht in die Läusezucht einsteigen wollen, müssen diese mechanisch (z.B. mit Seifenlauge) entfernt werden, und danach kann ich die Pflanze mit Lebensenergie kräftigen.

Energiestau

Manchmal werden wir bei einer Reiki-Behandlung das Gefühl haben, dass an eine bestimmte Körperstelle keine Energie einfließt. Die Stelle fühlt sich womöglich kalt an. Es nutzt nichts, hier länger zu verweilen. Oft wird auch berichtet, dass Reiki nicht bei Kopfschmerzen hilft. Wieso eigentlich nicht?
Kopfschmerzen entstehen oft durch angestaute Gedanken-Energie. Reiki fließt jedoch nur, wenn der Körper einen Energie*mangel* hat. Ist der Körper voller Energie –

wenn auch alt und angestaut - kann Reiki nicht richtig fließen

Wenn ein Schwamm mit Schmutzwasser vollgesogen ist, müssen wir zuerst das schmutzige Wasser herausdrücken, bevor er klares Wasser aufsaugen kann. Das gleiche Prinzip gilt bei der Reiki-Reinigung: alte, blockierte Energie muss erst den Körper verlassen, bevor wieder Lebensenergie einfließen kann. Wenn wir die blockierte Stelle sanft streichen oder klopfen, kann sich die alte Energie aus dem Gewebe lösen, und wir können sie mit streichenden Bewegungen vom Körper wegführen. Und dann ist auch wieder Platz für die aufbauende Lebensenergie.

Migräne-Kopfschmerzen sprechen nicht gut auf Reiki an. Fast alle klassischen Migräne-Patienten, die ich bisher kennen gelernt habe, waren nach meiner Einschätzung sehr perfektionistisch veranlagt, sie arbeiteten (zu) viel und gönnten sich wenig Ruhe. Die Migräne veranlasste sie, endlich Ruhe zu geben. Mir erscheint Migräne als eine „Notabschaltung“ des Gehirns – es braucht dringend Ruhe. Der Migräne-Patient möchte ein dunkles Zimmer, keine lauten Geräusche, kein Essen. Würde man ihm mit Hilfe von Reiki die Schmerzen wegnehmen, könnte er sofort wieder in sein Hamsterrad einsteigen und weitertreten. Hier hilft meist nur Vorbeugen: regelmäßige Pausen in den Tagesablauf einbauen, wenn möglich verbunden mit einer Reiki-Selbstbehandlung.

Usuis spirituelle Grundlagen

Usuis persönliches Lebensziel war es, Geistesfrieden zu finden. Auf der Suche nach Erleuchtung fand er eine Heilmethode. Obwohl er Buddhist war, ist seine Methode frei von religiösen Dogmen, so dass sie bedenkenlos von Christen und Anhängern anderer Religionen angewendet werden kann.
Um seinen Schülern seine Geisteshaltung zu vermitteln, griff Usui auf die zeitgenössischen Lehren des zu seiner Zeit lebenden Meiji-Tennos zurück. In dessen spirituellen Texten (verfasst in Form von Lebensregeln und Waka-Gedichten) fand er Weisungen für ein erfülltes Leben, die er seinen Schülern mit auf den Weg gab.

Die Lebensregeln

So einfach und fast naiv diese Lebensregeln klingen, so wirklich tiefgründig sind sie doch, wenn man sich näher mit ihnen befasst. Tiefe Wahrheiten verbergen sich hinter diesen einfachen Anweisungen.

Nur heute:
Ärgere dich nicht.
Sorge dich nicht.
Sei dankbar.
Erfülle deine Pflichten.
Sei nett zu deinen Mitmenschen

„Nur heute ärgere dich nicht“

„Nur heute ärgere dich nicht“ Ja, wann denn sonst? Eine besondere Eigenschaft des Menschen ist ja seine Fähigkeit, vorausschauend und rückblickend zu denken, also sich gedanklich in die Vergangenheit wie in die Zukunft bewegen zu können. Man kann sich z.B. noch tagelang darüber ärgern, dass ein Autofahrer einem die Vorfahrt genommen hat. Nur – was habe ich davon? Gibt es jetzt gerade einen Grund sich zu ärgern? Jetzt im Moment, wo Sie diese Zeilen lesen? Wenn die Antwort `Nein´ ist - warum sollten Sie dann alte Sachen wieder aufkochen? Denn das ist es, was Sie tun – sich über Vergangenes ärgern bedeutet, sich gedanklich in eine Situation begeben, die schon längst vorbei ist.
Wenn wir mit unserer Aufmerksamkeit in der Vergangenheit oder in der Zukunft sind, verpassen wir den einzigen existenten Moment: die Gegenwart. So lange wir über etwas nachdenken, was nicht mehr oder noch nicht da ist, sehen wir den Tag bzw. die Welt nicht wie sie ist. Wir sehen nur unsere Gedanken darüber. Und meist repräsentieren unsere Gedanken die Vergangenheit.

Der Ärger in der Gegenwart entspringt unserer Wahrnehmung von Situationen – und unserer Interpretation. Beispiel: wir gehen zum Bäcker und müssen uns an einer Schlange Wartender anstellen. Ob wir uns ärgern, hängt davon ab, wie wir die Situation bewerten: wenn ich nicht genau weiß, was ich kaufen möchte, empfinde ich das Warten als angenehm, weil ich mir in Ruhe das Warenan-

gebot anschauen kann. Bin ich in Eile, ärgert mich die Warterei.
Und Ärger hat noch einen Nachteil: das gebetsmühlenartige gedankliche und verbale Wiederkäuen ärgerlicher Situationen wird nach dem Gesetz der Resonanz weitere ärgerliche Situationen anziehen *(siehe auch die Ausführungen zur Dankbarkeit)*. Ärger zieht Ärger an. Freude zieht Freude an. Der Ärger verraucht oft augenblicklich, wenn ich etwas Schönes erlebe oder an etwas Angenehmes denke.
Für unser inneres Gleichgewicht wäre es wohl besser, diesen Ärger gar nicht erst in uns hinein zu lassen. Aber wie soll man das machen? Nehmen Sie Ihren Ärger ruhig wahr. Einmal. Und wenn er dann wieder kommen möchte, sagen Sie ihm *bevor* der Adrenalin-Pegel ansteigt: „Hallo Ärger, das hast du mir schon erzählt, ich habe dich gesehen, aber jetzt ist es gut." Damit erkennen Sie Ihr Gefühl an, weisen aber gleichzeitig die Gedankenlitanei in die Schranken.

Wir ärgern uns immer nur selbst. Es heißt ja auch: „Ich ärgere mich `über´ dich". Also: du bist das Vehikel, mit dessen Hilfe ich mich selbst ärgern kann. Bei Ärger ist also die erste Frage, die man sich beantworten sollte: was ärgert mich an mir?

„Nur heute sorge dich nicht“

Bei der Lektüre von Anselm Grüns Buch „Dem Leben eine Seele geben“ las ich auch über Jesus´ Lehrgedicht über die Sorge: „Sorgt euch nicht um euer Leben und darum, dass ihr etwas zu essen habt, noch um euren Leib und darum, dass ihr etwas anzuziehen habt.... Wer von euch kann mit all seiner Sorge sein Leben auch nur um eine kleine Zeitspanne verlängern?“ *(Bibel, Matthäus 6,25.27)*
Sofort fiel mir dazu Usuis zweite Lebensregel ein: „Sorge dich nicht“, und ich begann, das Bibelzitat spirituell zu analysieren: zunächst fiel mir auf, dass Jesus nicht verlangte, dass wir nicht arbeiten sollen. Er sagt „Sorgt euch nicht“, be*kümmert* euch nicht (im Wort „kümmern“ steckt der Kummer schon drin). In der Sorge steckt auch die Angst vor dem, was sein könnte: wir stellen uns eine unangenehme Situation vor, die noch nicht eingetreten ist – und fühlen uns unwohl. Und da nach einem spirituellen Gesetz die Energie immer der Aufmerksamkeit folgt, vergrößern wir mit der Sorge die Wahrscheinlichkeit, dass die unangenehme Situation tatsächlich eintritt. Sorge belastet also in der Gegenwart – und beeinflusst die Zukunft. Mit Sorge sehen wir die Zukunft mit einer dunkelgrauen Brille – und die Gegenwart wird dadurch gleich mit gefärbt, sofern wir sie überhaupt noch wahrnehmen können.

Sich nicht zu sorgen ist nicht verantwortungslos. Frei von Sorge sein heißt den negativen Gedanken, Ängsten, Zwei-

feln die Nahrung entziehen. Dies geschieht einfach, indem ich eine Situation so akzeptiere wie sie ist.
Ein Beispiel: Sie haben zu wenig Geld und sorgen sich um Ihre Zukunft. Vermehrt es sich, wenn Sie sich sorgen? Kommt durch Ihre Sorge ein Cent hinzu? Die Sorge führt nicht aus der unerwünschten Situation hinaus, sondern sogar noch tiefer hinein. Hinaus kommen Sie aus der unerwünschten Situation nur, indem Sie sie akzeptieren, wie sie ist. Was ist schwierig daran, zu sagen: „Ja, es ist so, ich habe zurzeit wenig Geld."?
Dass Sie die Situation akzeptieren, bedeutet übrigens nicht, dass Sie für immer in dieser Situation bleiben sollen. Selbstverständlich können und sollen Sie alles Notwendige tun, um aus dieser Situation hinaus zu gelangen. Aber wenn Sie alles Menschenmögliche getan haben, lassen Sie es gut sein. Und zum Menschenmöglichen gehört übrigens auch, den Himmel um Hilfe und Beistand zu bitten: „Bittet, dann wird euch gegeben werden" *(Bibel, Lukas 11,9)*
Da Sie mit Sorge an Ihrer Situation also nichts ändern können, wie wäre es, wenn Sie es einmal mit Vertrauen versuchen?

Wer sich um andere sorgt, ist natürlich in den Augen der anderen ein guter Mensch: „Oh, es ist wunderbar, wie er sich um seine kranke Mutter sorgt!" Die Mutter hätte wahrscheinlich mehr davon, wenn ihr Sohn sich mit ihr beschäftigen würde, anstatt sich nur zu sorgen. Denn was ist denn wunderbar daran, dass die kranke Mutter die *Sorge* ihres Sohnes erhält? Unsere Gedanken sind Energie - sie

strömen aus uns heraus und erreichen diejenigen, an die wir denken. Wenn die Mutter Zuneigung in Form von liebevollen, mitfühlenden Gedanken erhält, ist ihr mehr gedient, als wenn sie die Sorge ihres Sohnes spürt.
Es erfordert natürlich Selbstdisziplin und Achtsamkeit, um das beständige Sich-Sorgen zu lassen. Ein guter Anfang ist, sich zumindest bewusst zu werden, wann man sich sorgt. Und langsam können wir Sorge durch Vertrauen ersetzen: ich sorge mich nicht darüber, was sein könnte. Ich vertraue darauf, dass alles zum Wohle aller geschieht.

„Nur heute sei dankbar"

Für was sollen wir denn dankbar sein? „Meine Arbeit macht mir keinen Spaß, meine Beziehung ist ein Krampf, und in der Welt sieht es übel aus." Solche und ähnliche Aussagen hört man überall. Der Mensch vergisst dabei, dass der Dank einen eigenen Zauber hat: wenn ich das Leben aus vollem Herzen bejahen kann, wenn ich also dankbar die kleinen Segnungen des Alltags erkenne, kann ich das Füllhorn des Lebens sehen.

Solange ich das missachte, was ich bereits habe, werde ich nichts von dem empfangen, was ich mir wünsche. Dies kommt daher, dass Missachtung eine Art negativer Energie darstellt: sie nimmt etwas weg, ohne dass etwas anderes kommen kann. Arrangiere ich mich dagegen mit meiner Situation, stabilisiere ich mich. Der nächste Schritt ist dann, dass ich mich für die „Selbstverständlichkeiten“ bedanken kann (beim Schöpfer, beim Universum,...).

- Danke für mein warmes Zuhause
- Ich danke dafür, dass mein Auto mich sicher zur Arbeit fährt,
- Ich bin dankbar dafür, dass mein Kind gesund ist,
- Danke, dass ich täglich meinen Hunger stillen kann usw.

Damit setze ich ungeahnte Energien frei. Der Erfolg: ich erhalte immer mehr, wofür ich dankbar sein kann. Nach dem Gesetz, dass die Energie der Aufmerksamkeit folgt, wächst das, worauf ich meine Aufmerksamkeit richte.
Richte ich mich auf den Mangel aus, erhalte ich Mangel. Richte ich mich auf Wohlstand aus, erhalte ich Wohlstand. Wenn Sie Ihr Leben grundsätzlich als gut empfinden und dankbar sind, kann es noch besser werden. Aus etwas Schlechtem kann nichts Besseres werden, es muss erst einmal einfach *angenommen* worden sein, bevor es sich zum Besseren verändern kann. Und der Dank ist das Ritual, mit dem Sie Ihr Leben so annehmen können, wie es gerade ist.
Dank ist auch Wertschätzung - wenn ich mich bei jemandem für seine Arbeit bedanke, zeige ich ihm damit, wie sehr ich ihn schätze. Vom Dank haben also Geber und Empfänger gleichermaßen etwas.

Aber auch der Dank für etwas, das einem nicht passt, ist eine Übung, die in die Fülle führt:

- Ich danke dieser Krankheit, weil ich nun erkenne, wo ich bei mir hinschauen und was ich verändern soll.

- Ich danke meinem Kollegen, der mich ausnutzt, weil ich auf diese Weise lerne, mich abzugrenzen.

Oft lernen wir ja in Zeiten, in denen uns der Wind des Lebens kräftig ins Gesicht pustet, mehr, als in Zeiten, in denen nur die Sonne scheint. Daher können wir unseren Widersachern dankbar sein, denn durch sie können wir unsere Schwächen in Stärken verwandeln und erkennen, wer wir wirklich sind.

Experiment: Notieren Sie doch einmal jeden Abend für vier Wochen mindestens fünf Dinge und/oder Situationen, für die Sie dankbar sein können. Es würde mich nicht überraschen, wenn sich Ihr Leben danach zum Besseren verändern würde.

„Nur heute sei nett zu allen Mitmenschen"

Wörtlich übersetzt bedeutet die Lebensregel über den Respekt: „Sei nett zu allen Mitmenschen" in der überlieferten Fassung: „Gerade heute ehre deine Eltern, die Lehrer und die Älteren" was aber auf dasselbe herauskommt, denn jeder der uns begegnet, kann uns etwas lehren.

„Na klar", mag nun jemand einwerfen, „ich bin doch immer nett und zuvorkommend". Tatsächlich? Zu allen? Immer? Zu unserer 80jährigen Nachbarin können wir tatsächlich überaus freundlich sein. Wir erkundigen uns nach dem Gesundheitszustand und der Familie, wir beantworten geduldig ihre Fragen. Doch wenn wir mit unseren Eltern sprechen, geraten wir sofort in unsere alten Schmerzen, haben Erwartungen, wollen genau in der Weise geliebt und anerkannt werden, wie wir es uns vorstellen. Wir fühlen uns gereizt, ärgerlich, und machen Vorwürfe. Immer wieder halten wir den Eltern ihre Versäumnisse aus der Kindheit unter die Nase. Unsere Eltern können jedoch nicht liebevoll und aufmerksam sein, wenn sie es selbst nicht gelernt haben. Und ich kann es dann genauso wenig, denn sie konnten es mir dann ja auch nicht beibringen.

Wie können wir die Situation verwandeln, dass wir auch mit diesem erlebten Mangel an Liebe in die Lage kommen, Liebe zu geben – und eben doch „nett zu unseren Mitmenschen" zu sein? Unsere Eltern können wir nicht ändern, d.h. sie werden unseren Mangel nicht heilen. Aber wir können etwas tun: wir können unseren eigenen Schmerz, den wir als Kind erlitten haben, anschauen und erfahren *(siehe Reiki in die Vergangenheit senden, S.137)*. Und wenn wir ihn erfahren haben, kann er heilen.

Und dann sind wir auch fähig, den Eltern mit entspannter Freundlichkeit zu begegnen – ohne uns dabei zu verbiegen. Dann fühlen wir uns gefestigt, wir machen unseren Wert nicht länger an anderen Menschen fest. Wir erkennen, dass wir den Anderen nicht verändern können, schon gar nicht mit Vorwürfen. Er verdient unseren Respekt – genau wie auch wir Respekt* verdienen. Ist das innere Kind in uns geheilt, sind wir auch mit der Vergangenheit versöhnt. So führen wir in der Gegenwart ein von alten Schmerzen befreites Leben – und können einfach freundlich *sein.*

(*Respekt: Hochachtung, Ehrfurcht von lat. respectus: Rücksicht, Achtung und Ehrerbietung.)

„Nur heute erfülle deine Pflichten"

Wir leben nun mal nicht im Schlaraffenland, wo einem die gebratenen Tauben in den Mund fliegen. Die meisten Menschen müssen arbeiten, um zu leben. Man kann sein Geld im Einklang mit ethischen Grundsätzen verdienen und ausgeben, oder auch nicht. Wer sein Geld mit Lügen verdient, wer andere übervorteilt, wer nimmt, ohne zu geben, dem wird nach dem Gesetz der Resonanz oder des Karma (kosmisches Gesetz von Ursache und Wirkung) früher oder später dasselbe widerfahren. Wenn ich meine Pflichten erfülle, so gut ich nur kann, ohne andere über den Tisch zu ziehen, ehre ich damit mich selbst, denn wie Mahatma Gandhi sagte: „Der Andere ist dein empfindlichstes Selbst in einem anderen Körper".

Auf diese Lebensregel angewendet bedeutet Im-Einklang-mit-sich-und-der-Welt-sein: ich achte und respektiere mich selbst und den Anderen. Und ich setze meine Fähigkeiten zum Wohle aller ein. Ich behalte nichts für mich allein. Ich gebe und empfange gleichermaßen - und je mehr ich gebe, desto mehr erhalte ich.

Die Gedichte

Im Handbuch des Mikao Usui stehen 125 Gedichte in der japanischen Waka-Form *(= japan. Gedichtform, ähnlich den Haikus, die traditionell ein Bild aus der Natur beschreiben)*. Für mich sind sie spirituelle Lehrgedichte. Usui gab sie seinen Schülern wohl als Anregung für die spirituelle Praxis mit. Einige, die ich besonders schätze, möchte ich hier anführen[6].

Generell
Es ist nicht nötig
Dem Himmel etwas zu verübeln
Oder andre (für unser Leiden)
Verantwortlich zu machen
Wenn ich auf meine eigenen
Fehler schaue

Eine Kiefer auf einem Fels
Stürmische Welt
Menschenverstand
Bleibe so still
Wie eine im Felsen
Verwurzelte Kiefer

Medizin
Anstatt viel Medizin
Zu kaufen
Pflege lieber beständig
Deinen (eigenen) Körper

Freundschaft

Befreundet sein
Sich gegenseitig Fehler
Aufzeigen können
Ist das wahre Heiligtum
Der Freundschaft

Das Wasser

Jedem Gefäß sich anpassend
Und doch kann es Stahl durchbohren
Die Kraft des Wassers

Generell

Sieh oft
In dich hinein
(Denn) ohne dass Du es merkst
Magst du dich verirren
Und Fehler machen

Der Weg

Weit entfernt – das Ziel
Aber – wenn
Du den Weg gehst
Den der Mensch gehen sollte
Lauert keine Gefahr

Das Handauflegen lernen und ausüben

Es ist im Grunde kein Seminar notwendig, um ein Kanal für die universelle Lebensenergie zu sein. Schließlich lebt jeder Mensch von Lebensenergie und ist in der Lage, sie aufzunehmen. Fakt ist jedoch, dass die meisten Menschen sich dieser Tatsache überhaupt nicht bewusst sind. Keiner hat ihnen je gesagt, dass es so etwas wie Lebensenergie gibt und dass sie diese kanalisieren können. Ihre Fähigkeit, Lebensenergie aufzunehmen, ist auf ein Minimum reduziert: der Wasserhahn, aus dem es ordentlich fließen könnte, tröpfelt nur noch.
Mit spiritueller Disziplin und Ausdauer kann man jedoch auch ohne Lehrer zu einem guten Kanal für die Reiki-Energie werden. Es gibt „Naturtalente", die einen starken Kanal haben, obwohl sie noch nie ein Reiki-Seminar besucht haben. Womöglich wird dies in 20 Jahren die Regel sein, und jeder wird wie von selbst zum Kanal der Liebe.
Meine Tochter z.B. wird kein Reiki-Seminar brauchen, denn bereits als kleines Kind (mit etwa vier Jahren) floss die Lebensenergie durch ihre Hände. Sie hat es sich wohl einfach von ihren Eltern „abgeschaut".

Der Besuch eines Reiki-Seminars hat natürlich einige Vorteile:

1. Es geht schnell: 2-3 Tage genügen und die Fähigkeit steht dem Menschen wieder zur Verfügung.
2. Versuch und Irrtum fallen weg: Ein Lehrer zeigt mir wie es geht und gibt mir wichtige Informationen zum Thema.

3. Ich lerne mit anderen Menschen zusammen. Die Gruppe trägt und motiviert.
4. Nach einem Reiki-Seminar habe ich die Gewissheit, dass ich Lebensenergie weiter geben kann.

Es ist mit dem Handauflegen lernen wie mit vielen Dingen, die man sich im Laufe des Lebens aneignet: wenn ich mir etwas autodidaktisch beibringe, dauert die Lernphase in der Regel länger, ich mache Umwege, lerne schmerzhaft durch Versuch und Irrtum. Der Vorteil: ich erlebe dies alles am eigenen Leib und nicht aus zweiter Hand.
Ich persönlich bin froh, dass es Reiki-Lehrer gibt. Denn ohne sie wäre mein ursprüngliches Talent zum Heilen wohl nie ans Licht gekommen. So plädiere ich zumindest derzeit für ein Kurs-System. Warum soll ich mich abmühen, wenn es auch einen einfachen Weg gibt die Reiki-Energie zu erfahren?

Jeder kann es?

Es ist wirklich jedem Menschen möglich, nach einem Reiki-Kurs ein bewusster Kanal für die Lebensenergie zu sein.
Da die Menschen jedoch unterschiedlich sind *(vgl. Grafik S. 11)*, ist ihre Fähigkeit Lebensenergie zu übertragen, unterschiedlich stark ausgeprägt: bei dem einen genügt es vielleicht gerade für den „Eigenbedarf" (Familie und Freunde eingeschlossen), der andere hat das Potenzial, für die Allgemeinheit als „Energiekanal" tätig zu werden. Es

ist wie überall im Leben - grundsätzlich ist jeder Mensch, der zehn gesunde Finger besitzt, in der Lage, Klavier spielen zu lernen, aber nur wenige gelangen darin zur Meisterschaft.
Ob ein Mensch das Talent zum Heilen hat und auch die gebotene Disziplin zum Üben aufbringt, wird manchmal erst im Laufe seiner Praxis offenbar.

Der Reiki-Kurs

Im Reiki-Grundkurs (Reiki I. Grad), der in der Regel über zwei Tage läuft, wird der Schüler mit der Reiki-Kraft vertraut gemacht. Er erhält umfassende Informationen über die Herkunft des Reiki-Systems, wie und auf welchen Ebenen es wirkt, und wie man es bei sich und Anderen anwenden kann. Natürlich gibt es hier viele Fragen zu klären - teils auch skeptische. Meistens verfliegt die Skepsis aber bereits nach der ersten rituellen Energieübertragung, wenn also der Schüler durch den Lehrer für die Reiki-Energie auf körperlicher, mentaler und emotionaler Ebene geöffnet wird.
Fast jeder Schüler merkt unmittelbar, dass in der Einweihungszeremonie etwas Besonderes geschieht, aber jeder empfindet dieses Erlebnis anders. Nach insgesamt vier solchen Energieübertragungen, die auf zwei Tage verteilt sind, ist der Schüler dann dauerhaft in der Lage, die Reiki-Kraft durch seine Hände fließen zu lassen.

Die Reiki Behandlungen

Die erste Säule des Reiki-Systems ist das Handauflegen. Wie bei allen spirituellen Übungen – wie Yoga, Thai Chi, Meditation – bringt die regelmäßige Praxis den Erfolg. Um mit Reiki Fortschritte zu machen, muss man es praktizieren, d.h. man sollte sich zumindest regelmäßig selbst behandeln. Ob man auch einen anderen Menschen in den Genuss einer Reiki-Gabe bringen möchte, bleibt jedem Einzelnen selbst überlassen.

Mit einer Reiki-Ganzbehandlung wird der Körper gleichmäßig mit Lebensenergie versorgt. Eine solche Sitzung dauert etwa eine Stunde. Sie bewirkt eine außerordentlich tiefe Entspannung und Regeneration des ganzen Organismus.

Am wichtigsten ist, dass die Behandlung ruhig, konzentriert und in einer angenehmen Atmosphäre stattfindet, damit der Behandelte sich optimal entspannen kann. Im Detail kann der Ablauf einer solchen Behandlung von Lehrer zu Lehrer abweichen. Es ist für das Gesamtergebnis nicht von Bedeutung, ob bei der Kopfposition die Schläfe und/oder die Schädeldecke behandelt wird, oder ob eine Handposition mehr oder weniger zur Anwendung kommt. Wesentlich ist nur, dass der Körper, seine Organe, Drüsen und Chakren *(siehe auch „Grundlagen über Aura und Chakren", S.66)* gleichmäßig mit Energie versorgt werden - und zwar von „Kopf bis Fuß".
Da die Reiki-Energie eine eigene Intelligenz besitzt, wird

sie ohnehin an die Stellen des Körpers fließen, an denen sie benötigt wird. Die festgelegte Abfolge der Handpositionen soll den Schüler mit der Methode des Handauflegens vertraut machen und dem Behandelten die Sicherheit geben, das hier „alles mit rechten Dingen“ zugeht. Bei längerer Praxis empfiehlt es sich jedoch aus meiner Sicht, sich von den festgelegten Positionen zu lösen und die Hände intuitiv aufzulegen.

Ablauf: Reiki – Ganzbehandlung

Eine Ganzbehandlung beginnt damit, dass es sich der Klient auf einer Liege bequem macht - und sich der Reiki-Geber auf die bevorstehende Sitzung einstimmt. Am einfachsten funktioniert dies mit einem rituellen Satz und einer Körperhaltung, die dem Reiki-Geber verdeutlichen, dass nicht er es ist, der heilt, sondern dass er sich als Kanal für die Lebensenergie zur Verfügung stellt: „Ich bitte darum, Kanal für die Reiki-Energie zu sein“.

Die Körperhaltung:
Man kann die Hände entweder nach oben öffnen (um symbolisch die Energie des Himmels zu empfangen), oder man kann die Hände wie zum Gebet vor der Brust zusammenführen. Mit diesen symbolischen Handlungen zeigen wir uns selbst (Körper und Geist), dass nun etwas Besonderes geschieht, es erhebt uns aus den alltäglichen Handlungen.
Nach dieser Einstimmung auf die Reiki-Energie sollten

sich Reiki-Geber und –Empfänger ebenfalls aufeinander einstimmen. Auch hier gibt es wieder verschiedene Möglichkeiten. Die überlieferte Form sieht so aus: Der Reiki-Geber „glättet die Aura“ des Behandelten, indem er mit einer Hand mit etwas Abstand über dem Körper schwebt. Ziel des Auraglättens soll sein, das der Klient „ankommt“ und sich auf die bevorstehende Behandlung konzentrieren kann.

Das Problem dabei: Ich kenne nur sehr wenige Menschen, die die Aura fühlen, geschweige denn sehen können. Es ist schwierig, eine Aura zu glätten, die ich überhaupt nicht wahrnehmen kann - womöglich bringe ich durch unbedachte Bewegungen mehr Unruhe als Ruhe in sie hinein.

Solange man die Aura nicht erspüren kann, empfehle ich die folgende Vorgehensweise:

Das gemeinsame Atmen

- Der Reiki-Geber steht seitlich an der Liege und berührt mit einer Hand die Schulter des Empfängers und mit der anderen Hand dessen Handgelenk oder Handfläche.
- Dann fordert der Reiki-Geber den Empfänger auf, ein paar Mal tief ein- und auszuatmen.
- Der Reiki-Geber sieht die Bewegung des Brustkorbs beim Atmen und passt sich diesem Atemrhythmus für drei bis fünf Atemzüge an.
- Das Ergebnis ist, dass sich der Empfänger entspannt und sich der Reiki-Geber auf einer tiefen Ebene auf den Gegenüber eingestimmt hat.

Dann beginnt die eigentliche Behandlung. Zu beachten ist, dass beim Positionswechsel der Hände immer eine Hand in Kontakt mit dem Behandelten bleiben sollte. Das vermittelt Sicherheit, denn der Empfänger weiß auf diese Weise immer, wo sich der Reiki-Geber befindet und kann entspannt bleiben.
Auf meiner Webseite können Sie sich die Fotos zu den einzelnen Handpositionen anschauen und auch ausdrucken (www.seelenbilder.net/reiki-schule/handpositionen.html).

Einstimmungsposition:
Normalerweise wird zwar mit der Augenposition begonnen, mir erschien es jedoch im Laufe meiner Arbeit stimmiger, die Reihenfolge leicht zu variieren:
Ich beginne zwar am Kopfende der Liege, lege aber meine Hände zuerst auf die **Schultern** des Empfängers. Vorteil: Der Reiki-Strom hat Zeit, ins Fließen zu kommen - denn erst wird ja der Geber „gefüllt", bevor die Energie beim Empfänger angelangt ist. Ich finde es für den Menschen auf der Liege angenehmer, meine Hände zum Einstieg „nur" auf seinen Schultern zu spüren.

Positionen am Kopf:

- *Augen* (Fingerspitzen liegen auf den Wangenknochen auf, die Handballen auf der Stirn),
- *Schläfen* (Fingerspitzen seitlich in Augenhöhe, die Daumen berühren sich in der Stirnmitte),
- *wahlweise die Ohren* (Hände so über den Ohren, dass das Gehör nicht beeinflusst wird.),

- *Hinterkopf* (Hände nebeneinander, die Fingerspitzen sind an der Verbindung von Schädel und Wirbelsäule),
- *Schädeldecke* (Hände liegen link und rechts neben dem Scheitel) – darauf achten, dass das Kronenchakra frei bleibt.
- *Hals* (Hände sind v-förmig am Hals – Handkanten können auf dem Schlüsselbein abgelegt werden)

Positionen am Rumpf Vorderseite:

- *Herz* – T-Position (*eine Hand liegt quer auf der Brust auf dem Thymus, die andere im rechten Winkel dazu, so dass die Fingerspitzen den Daumen der Thymushand berühren - Hände bilden den Buchstaben „T“*) Anmerkung: Nach der Überlieferung wird diese Position erst zu einem späteren Zeitpunkt der Behandlung eingenommen. Nach langer Reiki-Praxis kann ich allerdings keinen Nutzen darin finden, länger zu warten. Außerdem besteht bei vielen Schülern die Gefahr, dass sie das Herz vergessen, wenn sie erst mal am Bauch angelangt sind. Aus diesem Grund habe ich die Reihenfolge umgestellt.
- *Bauch rechts* (beide Hände liegen nebeneinander auf der Bauchseite, unterhalb der Rippen),
- *Bauch links*,
- *Solarplexus und Unterleib* (Hände liegen nebeneinander, dazwischen mit einigen fingerbreit Abstand der Bauchnabel),
- *Hüfte* (Hände liegen links und rechts auf dem Hüftknochen),

- *Knie* (je eine Hand auf einem Knie)
- *Füße* (Fingerspitzen Richtung Ferse, berührt wird der Innenspann, Handballen auf der Innenseite des großen Zehs)

Positionen am Rücken:

- *Schulter rechts und links,*
- *Rippenbogen,*
- *Lendenwirbel-Bereich,*
- *Nieren-Bereich;*
- *Gesäß* (eine Hand liegt auf dem Steißbein, die andere im rechten Winkel darunter – siehe T-Position Herz),
- *Füße* (idealerweise berühren die Fingerspitzen die Fußzehen, es geht aber auch so: Fingerspitzen berühren den Fußballen)

Dazu können noch weitere Positionen kommen: beispielsweise Hüftgelenk/Fesseln, oder Nacken/Steißbein.

Folgenden Abschluss einer Behandlung habe ich von meinen Lehrern gelernt: zur Beendigung der Sitzung müsse die Aura harmonisiert werden, d.h. sie werde mit einer streichenden Bewegung von Kopf bis Fuß „geglättet". Um den Menschen wieder aufzuwecken, solle dann ein „Energiestrich" erfolgen - die Hand solle in Höhe des Steißbeines schnell zum Kopf hin bewegt werden.

Ich bin von dieser Praxis jedoch abgekommen. Ich persönlich kann keine Aura glätten, die ich nicht wahrnehmen kann. Und der Energiestrich soll den Menschen wieder wecken – das hat nach meiner Erfahrung keine große Wirkung.

Meine Methode zum Abschluss einer Behandlung

Bei der Beendigung einer Reiki-Sitzung geht es darum, einen Menschen, der sich gerade sehr tief entspannt hat, vielleicht sogar eingeschlafen ist, wieder wach und aufmerksam werden zu lassen. Was liegt näher, als den Kreislauf wieder anzuregen? Dazu lege ich die Hände links und rechts auf die Schultern auf und streiche mit wohldosiertem Druck (nicht zu sanft) drei- bis fünfmal an der Körperseite entlang, über die Beine bis zu den Fußspitzen.
Danach kann man den Körper noch von oben nach unten leicht abklopfen.
Diese Technik ähnelt etwas der von Dr. Hajashi entwickelten Kekko-Massage [7] (die Blutzirkulationstechnik), die ein intensives Anregen des Organismus herbeiführt.

Nach der Behandlung

Machen Sie den Reiki-Empfänger darauf aufmerksam, dass es möglich ist, dass sich seine Symptome zunächst verschlimmern können, so wie es auch bei der Einnahme von homöopathischen Medikamenten vorkommen kann. Halten Sie ihn an, viel Wasser zu trinken und sich - wenn möglich - auszuruhen. Damit hat der Körper Gelegenheit, die Energie optimal zu verteilen und Giftstoffe auszuscheiden.
Nach meinen Erfahrungen hält das Wohlbefinden nach

einer Reiki-Behandlung einige Tage an. Bei akuten Erkrankungen ist jedoch eine tägliche Reiki-Ganzbehandlung angemessen.

Ablauf : Reiki-Kurzbehandlung

Eine Kurzbehandlung ist für die Situationen gedacht, in denen man zu wenig Zeit hat, um eine vollständige Behandlung durchzuführen, oder wenn keine Liege verfügbar ist. Sie dauert etwa 30 Min., wenn bei jeder Position etwa 3 Min. verweilt wird.

Der Empfänger sitzt dabei auf einem Stuhl, die Füße stehen nebeneinander auf dem Boden. Der Reiki-Geber bereitet sich auf die Behandlung vor (siehe oben) und stimmt sich dann auf den Klienten ein, indem er die Hände eine kurze Zeit (für etwa eine Minute) auf dessen Schultern legt.

Der Ablauf sieht dann wie folgt aus:

- Eine Hand auf der Stirn die andere auf dem Hinterkopf,
- Ohren,
- Hals-Nacken,
- Herz-Rücken,
- Solarplexus-Rücken,
- Bauch-Rücken,
- Unterbauch-Rücken,
- Knie,
- Füße.

Ablauf: Reiki-Eigenbehandlung

Mit einigen tiefen Atemzügen kann man sich ganz leicht auf die eigene Behandlung einstimmen. Der Ablauf ist dann wie folgt:

- Augen, *(Handballen liegen auf den Wangenknochen auf)*
- Kopf-Seite *(Handballen sind in Höhe der Schläfen),*
- Hinterkopf,
- Hals,
- Herz,
- unterer Rippenbogen *(Fingerspitzen treffen sich über dem Solarplexus),*
- Bauch *(eine Hand über eine Hand unter dem Bauchnabel)*
- Leistenbeuge,
- Nieren,
- Knie,
- Füße.

Wichtig bei der Eigenbehandlung: machen Sie es sich so bequem wie möglich. Gerade die Kopfpositionen kann man sehr gut im Liegen (auf der Seite) durchführen. Knie und Füße behandelt man besser im Sitzen.

Intuitives Handauflegen

Wenn man diesen exakten Vorgaben nicht (mehr) folgen möchte, kann man die Hände auch intuitiv auflegen: Das heißt, der Reiki-Geber spürt, wo der Körper Energie benötigt und legt genau dort die Hände auf. Die japanische Diagnose-Technik *(Byosen; S.84)* gibt dazu eine Anleitung. Ich wende das intuitive Handauflegen in den Fällen an, wenn jemand mit akuten Problemen zu mir kommt, etwa mit einem Bandscheibenvorfall. Dann lege ich die Hände direkt auf die betroffenen Stellen auf. Zur Einstimmung lege ich die Hände meistens auf die Schultern.

Bei jeder Art lokaler Schmerzen, gleichgültig, wo sie auftreten, behandle ich immer zusätzlich den Kopf und die Füße *(Füße: siehe nächste Seite)*. Grund: Große Schmerzen belasten auch die Psyche und das Denkvermögen, denn man macht sich Sorgen und fühlt sich überlastet. Da ist es hilfreich, wenn der Kopf von diesen schweren Energien befreit wird.
Bei der intuitiven Behandlung ist es für den Behandelten angenehmer, wenn die Hände des Reiki-Gebers keine großen Sprünge machen – also nicht von den Füßen zum Kopf und dann zum Bauch.

Wenn eine Person insgesamt überarbeitet und erschöpft ist, braucht sie Energie im ganzen Körper. Hier ist eine Ganz-Behandlung angezeigt; diese kann aber auch intuitiv durchgeführt werden. Dann verweilen die Hände beispielsweise länger am Kopf, und man verwendet mehr Zeit für den Nacken und Rücken, da - verursacht durch Stress - hier häufig die meisten Verspannungen sind.

Wichtig bei allen Behandlungsformen

Bei einer Behandlung – gleichgültig, ob man sich selbst oder Anderen Reiki gibt - sollte man immer den Füßen Energie geben: zum einen kann man über die Fußreflexpunkte alle Organe erreichen, zum anderen kann die Energie zum Abschluss durch den ganzen Körper strömen, und verbrauchte Energie verlässt den Körper über die Fußsohlen.

Reiki in der Gemeinschaft

Für die meisten Menschen ist es sehr angenehm, von mehreren Personen gleichzeitig eine Reiki-Behandlung zu erhalten. Wenn es in Ihrem Familien- und Bekanntenkreis mehrere Reiki-Praktizierende gibt, regen Sie doch einen Reiki-Austausch an. Wenn Sie keine Reiki-Liege besitzen, tut es auch ein Bierzelt-Tisch: einfach eine dickere Schaumstoffmatte auflegen, ein großes Tuch drüber und fertig ist die Liege. Meine Mutter hat jahrelang eine solche „Spezialliege“ benutzt, und keinem ist es aufgefallen.

Austausch-Treffen

Reiki-Lehrer, die schon eine gewisse Zahl an Schülern eingeweiht haben, bieten oft regelmäßige Übungsabende an. Nutzen Sie diese Gelegenheit, um andere Schüler kennen zu lernen und Reiki zu praktizieren. Oft ist ein solcher Reiki-Abend die einzige Gelegenheit, jemand anderen als sich selbst zu behandeln. Übungsabende sind auch wichtig für Sie, wenn Sie Fragen über Reiki haben, die sich ja oft erst während der Praxis ergeben. Wenn Sie Ihren Kurs bei einem Lehrer absolviert haben, der nicht in Ihrer Nähe wohnt, besuchen Sie einfach die Treffen eines Lehrers in Ihrem Wohnort. Wo Reiki-Abende stattfinden, erfahren Sie im Internet [9]. Vielleicht sind Handpositionen und Ablauf dort etwas anders als Sie sie gelernt haben, aber denken Sie daran: Es ist immer Reiki, das fließt.

Auch ich biete monatliche Übungs-Treffen an. Der Schwerpunkt liegt auf dem Reiki-Austausch. Zu Beginn des Abends ist Zeit für Fragen der Schüler zu Reiki, dann beginnen wir mit einer gemeinsamen Meditation. Meist steht eine Reiki-Liege in der Mitte des Raums, und einer nach dem anderen kommt in den Genuss einer Gruppen-Reiki-Behandlung. Sie dauert dann pro Person nur wenige Minuten, aber weil alle gleichzeitig Reiki geben, ist der Körper schnell mit Energie gefüllt.
Ich freue mich immer sehr auf die Abende, denn sie sind für mich fast die einzige Möglichkeit, selbst in den Genuss von Reiki zu kommen.

Reiki-Abende sind auch eine gute Gelegenheit, etwas Neues auszuprobieren, das der Schüler dann auch zu Hause verwenden kann: zum Beispiel üben wir die Reiki-Atmung, oder wir senden Reiki mit den Augen oder dem Atem *(siehe Kapitel Japanische Techniken, S.78).*

Einmal im Jahr nehme ich mir auch einen ganzen Tag Zeit, um mit meinen Schülern die japanischen Techniken zu erproben. Dann ist auch Raum für gegenseitige Ganzbehandlungen und das Kennenlernen von Sonder-Positionen. Sehr viel Energie, Lachen und Freude begleiten diesen Tag jedes Mal.

Reiki-Segen / Reiju

Der Reiki-Segen ist eine spezielle Art, Reiki zu übertragen – und ist auf seltsamen Wegen zu mir gekommen: es begann damit, dass ich über einen Nebensatz in einem Reiki-Buch gestolpert bin. Bei japanischen Reiki-Treffen soll der Lehrer den Schülern immer eine „Reiju" gegeben haben, um die Energie der Schüler zu verstärken. Der oder die Autoren wussten aber nicht, wie das praktisch durchgeführt wurde. Ich überlegte natürlich auch, was mit der Reiju gemeint sein könnte. Es musste bei diesen Treffen in Japan ja schnell gegangen sein - sonst ist das Treffen vorbei und man hat noch nicht geübt.

Bei der Beantwortung dieser Frage kam mir der „Zufall" zu Hilfe: auf der Geburtstagsfeier einer Freundin lernte

ich das sogenannte „Oneness Blessing“ (früher „Deeksha“) kennen und konnte daran teilnehmen. Dabei legte der Blessing-Geber die Hände für wenige Minuten auf meinen Kopf. Dies ist ebenfalls eine Form göttlicher Energieübertragung, die aus Indien kommt und gerade weltweit sehr populär wird (*vgl. Arjuna Ardagh*[26]- Die Energie soll einen neurobiologischen Prozess im Gehirn bewirken und die Energie dort ausbalancieren. Ziel ist, das Bewusstsein zu erhöhen und sich mit dem Leben selbst eins zu fühlen).
Mein Kopf fühlte sich nach der Blessing-Übertragung an, als wäre er mit weißem Licht gefüllt. Und die Energie schien an einigen Meridianen entlang bis zu den Füßen zu fließen. Das Gefühl war ähnlich wie bei einer Reiki-Behandlung, nur viel intensiver, eher so wie bei einer Reiki-*Einweihung*. Ich war fasziniert!

Was hat das mit dem Reiki-Segen zu tun? Die Geschichte geht noch weiter:
Kurz nach diesem Erlebnis nahm ich an dem Channeling-Abend eines medialen Heilers teil. Die Teilnehmer konnten auch selbst Fragen an die Geistige Welt stellen.
Ich wollte wissen, ob Oneness-Blessing etwas für mich sei - der Hintergrund meiner Frage war allerdings eher skeptischer Natur, nämlich, ob es auch „gut“ ist. Die Antwort überraschte mich sehr: sie lautete, ich würde es doch schon tun. Damit hatte ich nicht gerechnet. Ich sollte einen göttlichen Segen übertragen können? Dann kam mir natürlich die Erkenntnis: Ich weihe seit Jahren meine Reiki-Schüler in Reiki ein, ohne Symbole zu benut-

zen, mit der direkten Verbindung zur Quelle.
Jetzt wollte ich es natürlich ausprobieren. So fragte ich meine Reiki-Schüler auf einem Austausch-Treffen, ob sie zu einem Experiment bereit wären. Die Neugier siegte, und so setzten sich alle im Kreis auf den Boden und meditierten, während ich von einem zum andern ging und jedem für etwa eine Minute die Hände auf den Scheitel legte und mental um den Reiki-Segen bat.

Die Reaktionen waren für mich überwältigend. Hier ein paar Stimmen meiner Schüler:

Bianca:
„Ich merke wie mein Kronenchakra aufgeht und Reiki in mich einfließt, meinen Kopf mit Licht füllt und dann durch meinen Körper geht, um aus den Füssen wieder auszutreten. Es fühlt sich für mich an wie ein "Wirbelsturm" der durch mich geht - alles wird warm. Ich bin anschließend mit Energie total aufgeladen und fühle mich unendlich leicht. Auch die Tage danach ist eine große Leichtigkeit zu fühlen.“

Claudia:
„Dieses Erlebnis werde ich so schnell nicht vergessen. Während dem Segen, hatte ich das Empfinden eine Art Hütchen auf dem Kopf sitzen zu haben in Form eines spitzen Zauberhutes. Es fühlte sich warm und schützend an.
Nach dem Segen teilten wir unsere Empfindungen in der Gruppe aus, und zu aller Überraschung stellten wir fest, dass auch die anderen etwas Ähnliches empfunden hatten. (Anstatt Hütchen: Energie kommt wie durch einen Trichter gebündelt auf/in den

Kopf.) Das wohlig warme, beschützte Gefühl hielt noch lange nach dem Segen an."

Simone:
„ein zarter lichtstrom
erreicht das sein
friede erfüllt allen schein"

Seit diesem „Test" gibt es den Reiki-Segen nach jedem Reiki-Treffen, wenn die Schüler das wünschen. Eine Meisterschülerin von mir hat den Segen auch bei ihren Kindern ausprobiert, und diese berichten Ähnliches wie die „Großen".

Jessica (12 Jahre):
Es fühlt sich gut an und man sieht ein helles Licht im Kopf
Wirkung: Man fühlt sich danach freier.

Jasmin (12 Jahre):
Man fühlt sich befreiter und eine Art goldenes Licht scheint auf einen hinab.

Janine (8 Jahre):
Es fließt goldenes Licht/Reiki in meinen Kopf und geht durch mich hindurch bis in die Erde mittenrein - so dass das Licht vom Himmel bis in die Erde durch mich durchfließt.
Alles wird warm in mir - es war richtig gut!

Ich weiß nicht, ob jeder Reiki-Meister (auch ohne Lehr-Befähigung) fähig ist, den Reiki-Segen – auch über die

Ferne – weiterzugeben. Vom Gefühl her würde ich „Ja" sagen; denn er ist durch seine Meister-Einstimmung mit seiner Seele und der Quelle des Reiki verbunden. Ob dieser Segen aber eine vergleichbare Wirkung hat wie z.B. Oneness Blessing, kann ich aus heutiger Sicht weder verneinen noch bejahen. Dafür stehe ich erst am Beginn meiner Studien.

Grundlagen über Aura und Chakren

Um besser zu verstehen, wie und wo Reiki wirkt, ist ein grundlegendes Wissen über unser feinstoffliches Energiesystem hilfreich (siehe auch Mental-Reiki).
Der Körper ist umgeben und durchdrungen von einem Gewebe feinstofflicher Energien. Diese Energien sind mit wissenschaftlich anerkannten Methoden bis heute nicht messbar. Durch dieses Energie-System steht der Körper in wechselseitigem Austausch mit dem Unterbewusstsein, seinen Persönlichkeitsaspekten, seinem Intellekt und seinem Seelenpotential. Die sieben Hauptchakren bilden das Verbindungsglied zwischen Auraschicht und Körper. Alle Energiekörper sind miteinander verbunden und durchdringen sich. Bei ausgeglichenen (ganzheitlich gesunden) Menschen schwingen alle Schichten und Chakren harmonisch.

Die Aura

Die Aura ist das Lichtgewand des Menschen. Selbstverständlich haben auch andere Lebewesen wie Tiere und Pflanzen ein solches Lichtgewand. Das Lichtgewand zeigt unsere momentane geistig-emotional-seelische Verfassung an. Die Aura ist immer in der Gegenwart. Alte Störungen sind nur sichtbar, wenn sie uns im Jetzt noch zu schaffen machen. Blockaden in der Aura können sich, wenn sie nicht erkannt und gelöst wurden, im Körper als Krankheit manifestieren.

Die Teile des Lichtgewandes sind in ständiger Bewegung. Gedankenströme, Emotionen und jedwedes Erleben von Körper und Geist werden in das Lichtgewand eingewoben. Auch Impulse von außen werden aufgenommen und - wenn die Aura dazu eine Resonanz hat – ebenfalls "eingewoben". Auch wenn in der Aura an einer Stelle Energiemangel herrscht, möchte sie das „Loch“ füllen. Dazu kontaktiert sie andere Energiespender und nimmt auch solche Energien auf, die womöglich eine negative Wirkung auf den Menschen haben. Oft wird eine schwache Stelle gefüllt mit Energie von außen, die nicht gut tut. Ein Beispiel: Begebe ich mich mit einem mangelnden Selbstwertgefühl in die Gesellschaft von Menschen, die mich kleinhalten wollen, entsteht ein unheiliger Kreislauf. Der Mensch erkrankt schließlich an der Stelle seines Körpers, an der sein Lichtgewand zu „dünn“ geworden ist.
Diesen Mangel an Licht nehmen hellsichtige Menschen oft als dunkle Bereiche in der Aura war.

Der physische Körper, der verbunden ist mit dem Wurzelchakra, zeigt uns auf der materiellen Ebene unser bis zum heutigen Zeitpunkt erarbeitetes Energiepotential. Durch Beobachtung unseres Körpers können wir Blockaden erkennen. Wenn wir die uns hemmenden Strukturen nicht frühzeitig wahrnehmen, setzen sie sich als Störungen unserer Gesundheit im Körper fest. Wir haben dann „die Nase voll", etwas „schlägt uns auf den Magen"; uns „kocht die Galle über".

Die Ätherschicht, die mit dem Sakralchakra in Kontakt steht, ist unsere erste Verbindung zu den feinstofflichen Ebenen. Wenn wir mit 2-3 cm Abstand über unseren Körper gleiten, können wir den Ätherkörper als eine Art elektromagnetisches Feld spüren. Der Ätherkörper ist Träger der irdischen und physikalischen Lebensenergie und vergeht nach dem physischen Tod.

Die Emotionalschicht, (wird oft noch als Astralschicht bezeichnet) die mit dem Solarplexus verbunden ist, ist Träger unserer Emotionen und Charaktereigenschaften. Hier ist auch unser Unterbewusstsein verankert; hier finden wir Zugang zu Bildern, Gedankenmustern und Überzeugungen auch aus früheren Inkarnationen.
Wenn wir emotional ausgeglichen sind, ist diese Schicht bis zu 30 cm vom Körper entfernt. Bei emotionaler Erregung (Wut, Ärger) kann sie sich um ein Vielfaches „aufblähen".

Die Mentalschicht ist verbunden mit dem Herzchakra und ist Träger des Verstandesbewusstseins, des Intellekts und der intellektuellen Logik. Hier verbinden sich die Ströme des Intellekts mit der göttlichen Weisheit.

Die Kausalschicht steht in Verbindung mit dem Kommunikationszentrum, dem Halschakra. Sie enthält alle Informationen darüber, wie Karma (d.h. das Prinzip von Ursache und Wirkung) uns noch beeinflusst. Der Kausalkörper löst sich auf, wenn Karma sich zum Positiven wendet und so keine Grundlage mehr für eine Wiedergeburt besteht.

Der Christ-Selbst (oder Buddhi) genannte Energiekörper steht in Verbindung mit dem Stirnchakra. Hier sind wir angeschlossen an unsere Seelenkraft, die reine Liebe ist; wir sind verbunden mit unserem göttlichen Selbst.

Die Aura-Schicht, die mit dem Kronenchakra verbunden ist, ist reines Licht. Sie ist das Tor in die Bereiche der Ewigen Liebe, der schöpferischen Quelle.

Mit den Fähigkeiten des ersten Grades werden vor allem der physische Körper, der Ätherleib und die Emotionalschicht erreicht. Mit den Werkzeugen des zweiten Grades kann besonders in der Emotional- und Mentalschicht heilsam gearbeitet werden.

Die 7 Hauptchakren

„Chakra" ist ein Wort aus der altindischen Priestersprache Sanskrit und bedeutet soviel wie „Rad". Der treffendste deutsche Ausdruck dafür ist Spiralwirbel.

Es gibt sieben Hauptchakren, die auf einer Linie vom Schambein bis zum Scheitel verlaufen. Jedes Chakra versorgt die endokrinen Drüsen *(endokrin=„nach innen abgebend")* und die Organe mit Energie, ist für bestimmte Gefühls- und Erkenntniszustände verantwortlich und steuert bestimmte Wahrnehmungen.
Jedem Chakra ist auch eine bestimmte Farbe zugeordnet, die seiner energetischen Schwingungsfrequenz entspricht.

Die Farbe symbolisiert eine bestimmte energetische Dichte. Rot schwingt physikalisch gesehen langsamer als alle anderen Farben. Violett schwingt am schnellsten. Rot ist daher die Farbe des ersten, untersten Chakras und Violett die Farbe des höchsten Chakras. Das Wurzelchakra *erscheint* also nur rot, so wie die Sonne am Abend rot erscheint, aber nicht rot *ist.*

Wurzelchakra (Sanskrit: *Muladhara*): Es liegt zwischen Anus und Harnröhre und öffnet sich nach unten. Die dem Wurzelchakra zugehörigen Hormondrüsen sind die Nebennieren (die Nebennierenrinde produziert Adrenalin). Die zugehörige Farbe ist Rot, es entspricht dem Element Erde. Es repräsentiert unsere materielle, körperliche Existenz und unseren Umgang mit den materiellen

Energien (Besitz, Sex, Geld). Das Wurzelchakra entwickelt sich in den ersten fünf Lebensmonaten. Wenn man in dieser Lebensphase ein Trauma erlebt, kann das zur massiven Ablehnung der eigenen Person führen. Eine Blockierung des Wurzelchakras zeigt sich in Existenzkrisen, geringem Selbstwertgefühl, mangelnder „Bodenhaftung“, Mangel an innerer Sicherheit, Drogenmissbrauch.
Ein freies Wurzelchakra befähigt uns, eine positive Beziehung zu uns selbst und zu Anderen aufzubauen. Wir haben ein gesundes Selbstwertgefühl und stehen mit beiden Beinen im Leben.

Nabelchakra/Sakralchakra (Sanskrit: *Swadhisthana*; Japanisch: *Tanden*): Das Nabelchakra befindet sich etwa drei Fingerbreit unterhalb des Bauchnabels. Es öffnet sich nach vorne und hinten (Bauch-Rücken). Es versorgt Blase, Niere und Geschlechtsorgane, die Keimdrüsen (Eierstöcke, Hoden) und auch das Lymphsystem mit Energie.
Die zugehörige Farbe ist Orange. Es symbolisiert unsere Schöpferkraft und durch die Sexualität auch unsere Gestaltungskraft in der Materie. Es repräsentiert Lebensfreude in der Körperlichkeit. Mit einem aktiven Sakralchakra sorgen wir gut für uns selbst und für Andere, wir haben Freude am Geben und Nehmen sinnlicher Befriedigung. Wir lassen uns berühren - im doppelten Wortsinn - und vertrauen uns dem Fluss des Lebens an. Eine Schwächung des Nabelchakras erkennt man z.B. an Unsicherheit, fehlender Kreativität, sexuelle Unlust, gestauter Lymphe, Blasen- und Nierenbeckenentzündung.

Solarplexus-Chakra / Sonnengeflecht (Sanskrit: *Manipura*): Es liegt zwischen den Rippenbogen etwa eine Handbreit oberhalb des Bauchnabels.
Ihm wird die Bauchspeicheldrüse (sie bildet Verdauungsenzyme und Hormone) und die Farbe Gelb zugeordnet; es vereint in sich die Elemente Feuer und Wasser. Hier ist der persönliche Wille verankert, die persönliche Macht, aber auch die Gefühlswelt. Ein aktiviertes Solarplexus-Chakra führt uns zu Selbstachtung, verfeinert unsere Meinung, bringt uns dazu, einfacher das Gemeinsame zu sehen und weniger das, was uns trennt. Man erkennt, dass man Teil eines größeren Ganzen ist. Es fördert den Ausgleich zwischen männlichen und weiblichen Anteilen in uns.
Im Solarplexus liegt auch die erste Stufe zu einer aktiven Intuition, die im Stirn-Chakra verfeinert wird.

Das Solarplexus-Chakra entwickelt sich im Alter von acht bis neuen Jahren. Verletzungen in dieser Zeit führen dazu, dass die negativen Gefühle (Wut, Schuld, Eifersucht, Ärger, Angst) unterdrückt werden und im Solarplexus vergraben werden. Das führt zu mangelndem Vertrauen in sich selbst und ins Leben. Alles ist mühselig, weil man ständig gegen Widerstände ankämpfen muss.

Eine Schwächung des Solarplexus-Chakras erkennt man z.B. an unterdrückten Gefühlen und Gefühlsausbrüchen, der Unfähigkeit, „Nein“ sagen zu können; man fühlt sich anderen unter- oder überlegen, oder man fühlt sich allein und rebellisch.

Es öffnet sich nach vorne und hinten (Bauch-Rücken) und versorgt das Verdauungssystem mit Energie. Körperliche Symptome eines blockierten Chakras: Magenverstimmung, Geschwüre, Verdauungsstörungen, Reizdarm, Gallensteine, Diabetes mellitus.

Herzchakra (Sanskrit: *Anahata*): Es liegt auf Höhe des physischen Herzens in der Mitte des Brustkorbes. Es öffnet sich nach vorne und hinten (Brust-Rücken) und hat die Farben Lindgrün und Rosé. Es energetisiert Atmung und Herz, und ihm zugehörig ist die Thymusdrüse. Diese bildet bis zur Pubertät T-Lymphozyten, die zur Immunabwehr wichtig sind. Es vereint die Elemente des Wassers und der Luft. Hier liegt unsere Liebesfähigkeit und unser Mitgefühl begründet. Es ist die Brücke zwischen dem Irdischen und dem Göttlichen.
Wenn das Herzchakra ausgeglichen ist, können wir uns selbst annehmen wie wir sind - und infolgedessen auch unser Umfeld sein lassen wie es ist.
Das Herzchakra einwickelt sich im Alter von zwölf bis etwa sechzehn Jahren. Seelische Erschütterungen in dieser Zeit führen zu leicht verletzbaren Menschen, die sich schnell zurückgestoßen fühlen. Sie können weder Liebe geben noch empfangen. Sie sind nachtragend und überkritisch und rächen sich, wenn sie beleidigt werden. Mit einem blockierten Herzchakra sieht man die Welt als unerfreulichen Ort an, und Pessimismus und Negativität überwiegen. Eine Schwächung des Herzchakras erkennt man z.B. an Beklemmungen, Angst vor Nähe, Rationalisieren, Depressionen, Eifersucht.

Halschakra (Sanskrit: *Vishuddhi*): Es befindet sich etwas unterhalb der Schilddrüse und öffnet sich nach vorne und hinten. (Hals-Nacken). Es trägt die Farbe Hellblau, gehört dem Element Luft an und versorgt die Schilddrüse mit Energie.
Dieses Chakra ist unser Kommunikationszentrum. Hier sprechen wir unsere Wahrheiten. Mit geöffnetem Halschakra nimmt man sich selber weniger ernst und begegnet dem Leben spielerisch. Man kann sich mühelos den verschiedensten Situationen anpassen und gut verständigen (sprachlich, schriftlich und nonverbal).
Das entwickelte Halschakra sorgt für einen liebevollen, wahrhaftigen sprachlichen Ausdruck – wir sind ehrlich zu uns selbst und den Anderen. Wir leben unsere Kreativität und haben unsere Berufung gefunden.
Dieses Chakra entwickelt sich im Alter ab sechzehn Jahren. Wir haben dann entweder unsere Stimme gefunden, oder wir verschließen uns der Kommunikation, indem wir uns missverständlich oder gar nicht mitteilen. Eine Schwächung des Halschakras zeigt sich z.B. in viel reden, ohne etwas zu *sagen*, seine Bedürfnisse nicht äußern zu können, Schreien.
Auf körperlicher Ebene ist es neben der Schilddrüse auch mit der Kehle, den Stimmbändern, dem Mund, Luft- und Speiseröhre, den Ohren, der Halswirbelsäule und der Halsschlagader verbunden. Ein blockiertes Chakra zeigt sich auf physischer Ebene in chronischen Halsentzündungen, geschwollenen Mandeln, Nacken- und Zahnschmerzen, die Schilddrüsenfunktion ist gestört.

Stirnchakra/Drittes Auge (Sanskrit: *Ajneya*): Es befindet sich etwas oberhalb der Augenbrauen in der Stirnmitte und öffnet sich nach vorne und hinten. Diesem Chakra ist die Farbe Indigo/Violett zugeordnet. Es versorgt die Hirnanhangdrüse, steuert die Hormonausschüttung der anderen Drüsen mit Energie; verbindet den elementaren Bereich der Luft mit dem des Geistes. Dieses Chakra aktiviert unsere Intuition, also die Fähigkeit, über die Dreidimensionalität hinauszusehen. Wir werden zu Meistern unseres Lebens. Geistiges Leben und Alltag verbinden sich, alles gelingt plötzlich leichter. Wir lernen, auch in das Innere zu blicken und die innere Wahrheit zu erkennen.

Das Stirnchakra entwickelt sich im Alter von einundzwanzig bis sechsundzwanzig Jahren – jedoch nicht automatisch. Das heißt, wenn wir uns in dieser Zeit nicht für unsere eigene Spiritualität interessieren, wenn wir nur auf das materielle Leben ausgerichtet sind, wird sich dieses Chakra nicht öffnen können.

Eine Schwächung des Stirnckakras (infolge einer mangelnden Öffnung) zeigt sich z.B. an Vergesslichkeit, mangelnder Vorstellungskraft, intellektueller Arroganz, welche alles Nichtwissenschaftliche ablehnt; Pläne werden nie verwirklicht oder es besteht der Impuls, Andere „niederzumachen".

Auf der Körperebene führt ein blockiertes Stirnchakra zu Augenentzündungen, einer Verschlechterung des Sehvermögens, Migräne, sowie Gedächtnisschwierigkeiten.

Kronenchakra (Sanskrit *Sahasrara*): Es befindet sich auf dem Scheitel und öffnet sich nach oben. Ihm sind die Farben Violett und Weiß und Gold zugeordnet. Es energetisiert die Zirbeldrüse, welche das Hormon Melatonin produziert. Über dieses Chakra strömen lichtvolle Essenzen in unseren irdischen Körper ein, gleichzeitig verlassen auch Energien, die sich auflösen sollen, unseren Körper auf diesem Weg. Hier verbinden wir uns mit der göttlichen Quelle. Wenn alle anderen Chakren harmonisch sind, ist auch das Kronenchakra ausgeglichen. *(vgl. [8])*

Chakren-Ausgleich

Der Chakra-Ausgleich ist eine schöne Übung, die von meinen Reiki-Schülern sehr geschätzt wird, weil sie schnell durchzuführen ist und sehr entspannend wirkt. Sie dauert etwa 10 Minuten.

Ablauf: Chakren- Ausgleich

- Bitten Sie darum, für die Reiki-Energie Kanal sein zu dürfen.

- Legen Sie eine Hand auf das Stirnchakra und die andere auf das Wurzelchakra

- Legen Sie dann eine Hand auf das Kehlkopf- und die andere auf das Nabelchakra

- Danach legen Sie die Hände noch auf Ihr Herz- und Solarplexus-Chakra

- Verweilen Sie jeweils so lange in den jeweiligen Positionen, bis Sie das Gefühl haben, dass in beiden Händen die Energie gleich stark fließt.

- Geben Sie Ihren Füßen mindestens eine Minute ebenfalls Reiki.

Das Kronenchakra auszugleichen ist nicht notwendig, da es automatisch mit ausgeglichen wird, wenn die anderen Chakren harmonisiert sind.
Diese Übung harmonisiert innerhalb kürzester Zeit unser Energiesystem. Die Chakren werden mit Lebenskraft gefüllt und können diese direkt den zugehörigen Organen und Drüsen zur Verfügung stellen.

Japanische Techniken

Viele westliche Reiki-Schulen legen Wert darauf, zu erwähnen, dass sie das traditionelle Reiki-System lehren.
Es wäre jedoch präziser, beim westlichen Reiki vom Hajashi/Takata-Reiki zu sprechen, denn Hayashi und Takata, die Begründer der Reiki-Bewegung im Westen, haben viele Techniken, auf denen das ursprüngliche System von Usui basierte, gar nicht weitergegeben, sondern eigene Schwerpunkte gesetzt.
Erst durch den lange in Japan lebenden Deutschen Frank Arjava Petter gelangte in den neunziger Jahren das Wissen über die unbekannten Seiten von Usuis System doch noch in den Westen: z.B. die Atemübung Joshin Kokyuuho und die Übung Reiji-Ho, die eine wichtige Grundlagen von Usuis Lehre darstellten. Mit Reiji-Ho sollen wir lernen, während einer Reiki-Behandlung unserer Intuition zu folgen.

Im ursprünglichen japanischen Reiki-System war es nicht notwendig, festgelegte Handpositionen zu erlernen:
Erstens musste man viele Jahre Übung und Ausbildung absolvieren, um Reiki ausüben zu dürfen.
Zweitens basiert das von Mikao Usui geschaffene Reiki-System grundsätzlich auf der Intuition, und er bezeichnete Reiki auch als spirituelle Heilweise.
Die richtigen Handpositionen ergaben sich daher in dieser Generation sozusagen noch von selbst.

Mikao Usui sagte:

„...um den richtigen Weg eines menschlichen Wesens gehen zu können, müssen wir zuerst unseren Geist heilen. Danach müssen wir unseren Körper heilen. Wenn unser Geist gesund ist und auf die Wahrheit ausgerichtet, dann wird der Körper ganz von alleine gesund...“

Usuis Techniken können bereits von Reiki-Schülern, die den ersten Grad absolviert haben, erlernt und angewendet werden. Sie können sehr effektiv auf Körper und Geist einwirken und die übliche Reiki-Arbeit unterstützen. Für Reiki-Schüler, die den zweiten Grad lernen möchten, stellen sie eine gute Vorbereitung dar, sich eingehender mit energetischer Arbeit zu befassen. (vgl. [3]) Diese Übungen erweitern generell das Handlungsfeld des Reiki-Schülers, so dass ich sie in Tages-Workshops gerne weitergebe.

Im Folgenden beschreibe ich acht (von zwanzig) der von Mikao Usui entwickelten Techniken. Ich habe dabei eine persönliche Auswahl getroffen und diejenigen ausgesucht, die sich für meine Reiki-Schüler als besonders hilfreich erwiesen haben.

Intuitives Reiki - Reiji-Ho

Reiji-Ho = „Hinweis der Reiki-Energie“, gesprochen: [leijdschi-ho:]

Bei dieser Übung überlassen wir uns ganz unserem inneren Wissen.
Wie der einzelne Reiki-Praktizierende die Information empfängt, *wo* die Energie besonders gebraucht wird, ist individuell verschieden:

- vielleicht werden die Hände wie magnetisch von einer Körperstelle angezogen;
- oder der Blick fällt auf einen Körperteil;
- man „hört“, wo behandelt werden soll;
- oder man nimmt die Stelle am eigenen Körper wahr;
- oder man sieht die Körperstelle „dunkler“ als die anderen;
- oder man weiß es einfach.

Übung: Intuitives Reiki

- Stellen Sie sich in bequemer Haltung hin und schließen Sie die Augen.

- Stellen Sie sich in die Haltung des *kosmischen Menschen* (Beine schulterbreit, Hände erhoben),
oder

- heben Sie die Hände gefaltet vor Ihr Herz und bitten Sie darum, Kanal sein zu dürfen

- Führen Sie die Hände vor das dritte Auge und bitten Sie darum, dass die Hände an die Stellen geführt werden, wo Energie benötigt wird.

Atemübung - Joshin Kokyuu-Ho

Joshin Kokyuu-Ho = Atemübung, um den Geist zu läutern, gesprochen: [joschin-kokju-ho:]

Mit dieser bewussten und tiefen Atmung fließt die Reiki-Energie kraftvoller in uns ein. Diese Atemübung kann man immer und überall einsetzen:
Beim Wandern erhöht sich die Ausdauer; bei der Arbeit hilft die Übung sich länger zu konzentrieren. Bei mir verschwinden auch Kopfschmerzen oder leichte Kreislaufprobleme nach wenigen Reiki-Atemzügen.

Wenn man sich im Alltag unsicher oder „außer sich“ fühlt, gibt Joshin Kokyuu-Ho mehr Kraft, Stabilität, und man fühlt sich wieder zentriert. Da viele Menschen die meiste Zeit des Tages zu flach atmen, verbessert allein schon das tiefere Atmen die körperliche und geistige Verfassung.
Der Schwerpunkt des Körpers liegt genau dort, wo das 2. Chakra *(in Japan „Tanden“, in China „Dantien“)* seinen Sitz

hat – etwa drei Fingerbreit unterhalb des Bauchnabels. Auch im Thai Chi und Qi Gong wird bewusst in dieses Zentrum geatmet, um innerlich ruhig zu werden und sich zu erden. Wenn wir uns auf dieses Zentrum konzentrieren, kann uns so leicht nichts aus der Bahn werfen.

Wichtig ist, darauf zu achten, dass der Atem leicht ein- und ausströmt. Die Vorstellung, dass „ES" atmet, hilft auch, das Atmen sich selbst zu überlassen - und lediglich zu beobachten.

Übung: Atemübung

- Atmen Sie durch die Nase ein und visualisieren Sie, wie die weiß-goldene Reiki-Energie durch das Kronen-Chakra hereinströmt.

- Atmen Sie tief ein bis in den *Tanden* (kurz unterhalb des Nabels - in der Höhe des zweiten Chakras).

- Halten Sie kurz den Atem an und visualisieren Sie, wie die Energie sich im Körper ausbreitet.

- Atmen Sie wieder aus (am besten durch den Mund) und visualisieren, wie der Atem an den Hand- und Fuß-Chakren wieder hinausströmt.

Reiki Meditation - Gassho Meiso

Gassho = „zwei Hände kommen zusammen", gesprochen: gasch-scho me-so

Bei der Gassho-Meditation legt man die Hände in Brusthöhe wie zum Gebet zusammen. Dabei konzentriert man sich auf den Punkt, an dem sich die Mittelfinger berühren.

Nach der Kirlian-Diagnostik verlaufen an den Mittelfingern Reaktions-Linien: danach stehe der linke Mittelfinger für Gefühle, das Weibliche, die Seele, das Innen; der rechte Mittelfinger stehe für unser aktuelles emotionelles Bewusstsein. Seele und Bewusstsein verbinden sich mit dieser Handhaltung. Die linke Körperhälfte symbolisiert die weiblichen Qualitäten des Lebens, die rechte die männlichen. Wir bringen also männliche und weibliche Energie in uns zusammen.

Am Mittelfinger endet auch der Herzbeutelmeridian (Pericard: Zhongshong P9); wenn er stimuliert wird, sorgt er für Ruhe und Entspannung.

Wer seine Aufmerksamkeit größtenteils nach außen richtet, für den wird diese einfache Übung zur Innerlichkeit eine große Herausforderung darstellen: man wird tausende von Gründen suchen (und auch finden), um diese Übung zu vermeiden. Beobachten Sie sich dabei.

Steigern Sie langsam die Übungszeiten. Beginnen Sie mit fünf Minuten und erhöhen Sie die Dauer von Tag zu Tag.

Ich bin kein Verfechter von langen Meditationssitzungen. 20 Minuten genügen dem Geist oft, um sich zu regenerieren. Wenn Sie diese Übung beginnen, werden automatisch Gedanken auftauchen. Erkennen Sie sie an, aber schenken Sie ihnen keine weitere Aufmerksamkeit. Richten Sie einfach wieder die Aufmerksamkeit auf den Punkt zwischen den sich berührenden Mittelfingern.

Übung: Reiki Meditation

- Setzen Sie sich in eine bequeme Haltung; die Wirbelsäule sollte aufgerichtet sein, damit die Energie leicht fließen kann (Sie können sich aber auch anlehnen).

- Schließen Sie die Augen, legen Sie die Handinnenflächen mit ausgestreckten Fingern aneinander und halten sie so, dass sich die Handballen in der Höhe des Herz-Chakras befinden und Sie den Ausatem leicht auf den Fingerspitzen fühlen können.

- Konzentrieren Sie sich zuerst auf die Atmung und richten danach die gesamte Aufmerksamkeit auf den Punkt, wo sich die Spitzen der Mittelfinger treffen.

- Wenn die Hände müde werden, legen Sie sie langsam in den Schoß, ohne jedoch die Konzentration von den Mittelfingern zu nehmen.

Diagnosetechnik - Byosen

Byosen: Byo = Krank, giftig; Sen = Linie, gesprochen: [bjo:sen]

Durch die Ablagerung von Toxinen in Gelenken und Organen oder durch Krankheitsherde entsteht nach Mikao Usui ein Energienotstand im System des Empfängers.

Die Intensität der Krankheit/Vergiftung kann sich in den Händen des Reiki-Gebers als Ziehen, Kribbeln, Stechen, Hitze oder große Kälte zeigen. Vielleicht weiß man auch einfach, wo die Energie gebraucht wird, oder man sieht die Stelle des Körpers, wo Energie benötigt wird, vor dem geistigen Auge. Es ist wichtig, in die eigene Wahrnehmung zu vertrauen, auch wenn dies am Anfang schwer erscheint. In jedem Fall ist es hilfreich, während des Vorgangs des Wahrnehmens so wenig wie möglich zu denken.

Zwar spürt jeder diese energetischen Ungleichgewichte anders, Tadao Yamaguchi beschreibt jedoch eine Steigerung der Empfindung in den Händen des Reiki-Behandlers, je größer die Energiedifferenz zwischen Soll- und Ist-Zustand im zu behandelnden Körper ist.
Diese Beobachtung konnte auch ich in meiner Reiki-Praxis machen.
Die Intensität der Reiki-Abstrahlung geht von einem leichten Wärmegefühl bis zu starker Hitze, von Klopfen, Pulsieren bis hin zu stechendem Schmerz, der bis in die Arme hochziehen kann.

Mit zunehmender Erfahrung kann man von der Empfindung in den Händen auf die Krankheit schließen:
Große Hitze verspüre ich in den Händen, wenn der Empfänger sehr verspannt ist oder Arthrose hat.
Ein Pochen in den Händen zeigt mir eine Entzündung oder eine Wunde an.
Stechenden Schmerz in den Händen empfinde ich, wenn der Mensch eine chronische Erkrankung oder Krebs hat.
Große Kälte fühle ich, wenn die Energieaufnahme durch eine seelische Ursache gehemmt wird (mehr dazu im Kapitel zum zweiten Grad).

Übung: Diagnosetechnik

- Stimmen Sie sich auf die Reiki-Kraft ein

- Stimmen Sie sich auf den Atemrhythmus des Reiki-Empfängers ein und atmen Sie in diesem Rhythmus dreimal ein und aus - dabei berühren Sie seine Schulter oder halten seine Hand).

- Bitten Sie darum, Kanal für die Reiki-Energie sein zu dürfen.

- Legen Sie eine Hand auf das Stirnchakra des Reiki-Empfängers und achten Sie auf Ihre Intuition.

- Lassen Sie die Hände an die Stelle des Körpers wandern, wo die Energie besonders gebraucht wird.

Falls Sie sich nicht sicher sind, wo die Energie gebraucht wird, lassen Sie Ihre Hände einige Zentimeter über dem Körper vom Kopf langsam in Richtung Füße wandern und achten Sie auf Reaktionen in Ihren Händen.

Reiki-Kreis Gruppenübung - Reiki Mawashi

Mawashi = „Strom", gesprochen: [ma:waschi]

Die Mawashi-Übung eignet sich wunderbar für den Beginn und/oder das Ende eines Reiki-Treffens, da die Energie hierbei alle harmonisiert und auf den Sinn des Treffens ausrichtet.

Übung: Reiki-Kreis

- Mindestens drei Personen setzen sich im Kreis zusammen.

- Die linke Handfläche jeder Person zeigt nach oben, die rechte Handfläche zeigt nach unten, so dass zwischen allen ein geschlossener Kreis entsteht.

- Die Handflächen können sich berühren oder einige Zentimeter übereinander schweben.

- Der Lehrer beginnt damit, Energie in die vorher vereinbarte Richtung zu senden, und diese wird für zehn bis fünfzehn Minuten im Kreis zirkuliert.

- Zum Schluss Hände lösen und ausschütteln.

Meine Ergänzung:
Wenn die Energie im Kreis zirkuliert, stellen wir uns eine weißgoldene Lichtsäule in der Mitte des Kreises vor, die mit unserer Reiki-Energie gefüllt wird, welche aus den Herzen strömt. Die Energie in dieser Säule fließt dann dorthin, wo sie gebraucht wird.

Konzentrierte Gruppenübung - Shu Chu-Reiki

Shu Chu = „konzentriert", gesprochen: [schu dschu]

Alle Teilnehmer des Workshops oder eines anderen Reiki-Treffens kommen nacheinander in den Genuss des konzentrierten Reiki. Diese Übung ist so kraftvoll und berührend, dass bei einer großen Gruppe von Reiki-Gebern (ab ca. acht Personen) maximal zwei Minuten pro Person dafür bereitstehen sollten.

Übung: Konzentrierte Gruppenübung

- Die Übung dauert pro Empfänger etwa ein bis zwei Minuten

- Der Empfangende liegt bequem auf der Massageliege, die Reiki-Geber stehen um die Liege herum und berühren den Empfänger. Wenn die Gruppe sehr groß ist, legen die Geber in der zweiten Reihe die Hände auf die Schultern der vorderen Geber.

- Alle geben nun Energie, bitten und beten für das Glück und die Gesundheit des Empfängers. Etwa so: „Möge ...[Name] auf allen Ebenen gesund und zufrieden sein.“

Reiki-Blick - Gyoshi-hô

Genauso, wie man mit den Händen Reiki übertragen kann, ist dies auch mit den Augen möglich. Durch die Augen fließt eine große Kraft. Statt bei der Behandlung aus dem Fenster zu schauen, kann man den Blick auf den Behandelnden richten und dabei Reiki fließen lassen. Diese Übung kann einfach in eine normale Reiki-Behandlung eingebaut werden.

Übung: Heilen mit den Augen

- Der Blick ruht auf dem Teil des Körpers, der behandelt werden soll und ist dabei leicht „unscharf“ - etwa so, wie wenn man mit offenen Augen träumt. Der Fokus liegt eher hinter dem Objekt, und dadurch erscheint das Objekt selber unscharf.

- Der Blick ist liebend, also nicht analysierend oder stechend.

- Mit dem Atemrhythmus fließt die Energie aus den Augen.

Reiki-Atem - Koki-Ho

Bei den rituellen Energieübertragungen (Einweihungen) im Reiki-System pustet der Lehrer kurz vor Ende der Zeremonie auf drei bestimmte Chakren, um die Energie dort zu verstärken und zu harmonisieren. Zum selben Zweck kann der Reiki-Atem auch bei einer Behandlung eingesetzt werden: Die Kraft wird verstärkt (durch die Absicht) über den Atem abgegeben und gelangt direkt in die Aura und kann dort harmonisierend wirken. Schmerzen können auf diese Weise wirklich weg gepustet werden, so wie wir das aus Kindertagen kennen!

Übung: Heilen mit dem Atem

- Sie atmen ein und lassen den Atem tief bis in das Tanden (siehe auch „geistreinigender Atem“) fließen, um ihn mit Energie anzureichern.

- Sie halten den Atem für einen Augenblick an.
  Dabei bündeln Sie die Kraft (mit der Absicht die Kraftverstärkung zu aktivieren) in der Mundhöhle.

- Pusten Sie nun mehrmals sanft auf den zu behandelnden Körperteil.

Entgiftungstechnik - Gedoku-Ho

Gedoku = Ge: senken; doku: Gift

Diese Technik ist besonders wirkungsvoll, wenn sich Empfänger und Geber vom Atem tragen lassen und mit jedem Ausatem die Vorstellung verbinden, dass „giftige" Informationen aus den Zellen des Körpers gespült werden.

Übung: Entgiftungstechnik

- Eine Hand liegt auf dem Tanden (etwa drei Fingerbreit unterhalb des Nabels) die andere auf dem Rücken dahinter.

- Visualisieren Sie wie alle Gifte (das können Ablagerungen in Gewebe, im Darm, in den inneren Organen sein) den Körper über die Fußsohlen verlassen.

- Es ist hilfreich, wenn sich der Empfänger dies ebenfalls vorstellt (am besten mit der Vorstellung, das mit jedem Ausatem alles belastende den Körper verlässt)

- Zum Abschluss dieser Technik wird noch von der Hüfte bis zu den Fußsohlen die Energie ausgestrichen.

Metapher für das Lösen persönlicher Hindernisse.
„Deine Tage sind voll der Zweifel. Alte Ängste tauchen auf, alter Kummer will hervor. Das ist wenig erfreulich für dich. Doch mache dir bewusst, dass du um Erleichterung und um Befreiung von den alten Lasten gebeten hast. Was tut also jemand, der eine schwere Last auf seinem Rücken trägt? Er nimmt sie ab, und bevor er sie zur Seite legt, schaut er sie sich noch einmal an, um zu prüfen, ob er dieses Gepäck für seine weitere Reise benötigt oder nicht. Und du schaust dir deine alten Lasten auch gerade an - und kannst nun entscheiden, ob du dieses Gepäck für deine weitere Reise benötigst oder nicht. Die Entscheidung liegt ganz bei dir.

Und natürlich ist eine Reise nur mit leichtem Gepäck ungewohnt für jemanden, der jahrelang schwere Lasten getragen hat. Auch geht er nicht mehr so gebückt, er geht beschwingten Schrittes, er geht aufrecht. Und da werden ihn die anderen Reisenden womöglich gar nicht wieder erkennen, weil sie ja nur die gebeugte Gestalt kennen. Und vielleicht werden sie auch neidisch sein, dass da jemand nur mit leichtem Gepäck reisen kann und sie sich selber so plagen müssen. Und sie werden ihn womöglich angreifen, seine Ernsthaftigkeit in Frage stellen, weil er allein durch seinen Anblick so eine Herausforderung für sie darstellt. Und du forderst zurzeit Andere heraus. Allein dadurch, dass du aufrecht stehst. Willst du dir das ankreiden? Willst du dir das übel nehmen? Hast du nicht ein Recht darauf, deinen Weg zu gehen - aufrecht und frei? Der Liebe entgegen und allen Segnungen des Kosmos? JA, dies steht dir alles zu. Dies steht jedem Wesen im Universum zu. Also auch dir. Und wenn die gebeugten Reisenden nicht länger den Weg mit dir gehen wollen, was hindert dich daran, dich den aufrechten Wanderern anzuschließen, die wie du beschlossen haben, sich von alten Lasten zu befreien?"

Die Symbole des zweiten Grades

Der Schwerpunkt der Ausbildung im ersten Reiki-Kurs liegt auf dem Handauflegen selbst und den körperlichen Auswirkungen der Reiki-Kraft. Im folgenden zweiten Reiki Grad/Aufbaukurs lehren die traditionell arbeitenden Lehrer bestimmte Symbole mit den dazugehörigen Mantren *(heilige Silben, Gebete)*. Diese Symbole bewirken, dass man Reiki verstärken kann, dass man es über die Ferne senden und mentale Blockaden lösen kann. Die Reiki-Symbole fungieren dabei als Schlüssel bzw. „Telefonnummer", die den Reiki-Schüler mit dem jeweiligen Energiepotenzial in Verbindung bringen.

Ich weiche von dieser überlieferten Tradition insofern ab, als ich in meinen Reiki Kursen keine Symbole vermittle, und ich verwende auch keine „Eigenkreationen", weil ich sie für überflüssig halte. Mir ist aber wichtig mitzuteilen, dass an den Symbolen nichts falsch ist - wenn Ihnen die Symbole helfen, eine Verbindung zur Quelle zu erhalten und Ihnen Sicherheit geben, dann benutzen Sie sie weiter.

> *„Im Westen verlässt man sich zu sehr auf die Symbole. In Wirklichkeit sind die Symbole einfach nur Werkzeuge für Reiki, und sie spielen eher eine Nebenrolle. Reiki an sich*

ist wichtiger als diese Werkzeuge"
(T. Yamaguchi [2], S.140)

Im Folgenden werde ich beide Vorgehensweisen vorstellen: mit und ohne Symbole. Und ich werde auch meine Gründe dafür darlegen, warum ich keine Symbole mehr lehre.

Der Sinn der Symbole

Die Symbole helfen uns, unser Bewusstsein zu konzentrieren und uns auszurichten, damit wir dann Reiki in die gewünschten Bereiche fließen lassen können. Der Lehrer öffnet mit seiner spirituellen Ausrichtung und den Symbolen den Schüler dahingehend, dass er die Techniken des zweiten Grades selber anwenden kann.
Erst durch die Einweihung werden die Symbole Teil des Reiki-Systems – vorher sind es einfach Zeichen und Worte, wie die Buchstaben in diesem Text.

Die Reiki-Symbole und auch alle anderen heilsam wirkenden Symbole haben eines gemeinsam: sie fungieren als Anker und sind unsere Verbindung zu den höheren, göttlichen Realitäten. Sie helfen uns dabei, uns an das göttliche Sein zu erinnern - daran, dass wirklich alles möglich ist. Das Symbol selbst hat insofern die Funktion eines Hinweisschildes oder Wegweisers. Natürlich gibt es verschiedene „Hinweisschilder" - in der jeweiligen Landessprache - denn es gibt ja viele Wege zur Schöpfungsquelle.

Nehmen wir als Beispiel das Symbol für Fern-Reiki:
Es gibt eine Sphäre, da existiert die Zeit nicht. Wenn ich in Kontakt mit diesem „Einheitsfeld“ komme, bin ich in der Lage, eine Verbindung mit anderen Menschen oder vergangenen Ereignissen herzustellen und (mittels dieser Sphäre) Reiki fließen zu lassen. Aktiviert wird diese Fähigkeit durch den Reiki-Lehrer - durch das Symbol. Dieser Schlüssel ist nicht identisch mit der Sphäre selbst.

Und *wie* (mit welchem Symbol) der Lehrer diese Verbindung herstellt, ist nicht von großer Bedeutung. Das kann man daran sehen, dass sogar „falsche“ Symbole wirksam sind und auch solche, die nicht auf Usui zurückgehen, sondern erst später entwickelt wurden.

Warum es auch ohne Symbole geht

Meine Erkenntnis, dass es auch ohne Symbole geht, kam zustande durch meine eigenen Erlebnisse mit den Techniken des zweiten Grades, kurz nachdem ich 1995 selbst darin eingeweiht worden war:
Während ich mich auf eine Fernbehandlung einstimmte, spürte ich, wie die Energie floss, obwohl ich noch nicht im Geist das Zeichen gemalt und das Mantra gesprochen hatte.
Ich wusste und spürte ganz deutlich, dass es nicht nötig war, Symbole zu benutzen. Auch viele meiner Schüler haben mir dies bestätigt.

Ich mag es, wenn Wege einfach sind - warum soll man etwas verkomplizieren, wenn es auch einfach geht?
Ob ich die Symbole benutze oder nicht, macht für das Ergebnis keinen Unterschied.

Meine Erfahrung hat mir einen einfachen Weg gezeigt, wie man die Reiki-Kraft ohne Symbole zum geistigen Heilen einsetzen kann. Schauen Sie einfach, ob diese Methode auch etwas für Sie ist.

Das Leben ist viel komplizierter geworden und auch das Reiki-System der natürlichen Heilung wird von diesem Trend nicht verschont. Statt der früheren vier Reiki-Symbole gibt es nun unzählige neue, denn von anderen Meistern sind weitere Einweihungsgrade hinzugefügt worden. Das ist menschlich und entspricht unserem Wunsch nach Weiterentwicklung. Unser Verstand liebt es, die Dinge voranzutreiben, leider verkompliziert er dabei auch. Eigentlich ist er dazu da, uns das Leben zu erleichtern - wie ein Computer. Da er aber meint, *alles* für uns regeln zu müssen, tut er das auch: er splittet auf, hinterfragt, zweifelt, erklärt - und trennt uns auf diese Weise immer mehr von der Einheit. Für den Verstand ist das Verkomplizieren ein Lebenselixier - er hält sich damit selbst am Leben.
Manchmal und vielleicht besonders im spirituellen Bereich trägt das Weglassen, das Vereinfachen mehr zum Wachstum bei. Mit dem Herzen betrachtet ist die Welt viel einfacher – und wir sind näher an der Einheit.
Man kann sich daher die Frage stellen: brauche ich wirk-

lich immer ein neues Symbol, um voranzukommen?

Viele Schüler und Lehrer werden selber erfahren haben, dass bereits die Absicht, Reiki in die Ferne zu senden, die Verbindung herstellt, ohne dass das Symbol gezeichnet und das Mantra gesprochen wurde. Meine Lehrerin, die mich in den zweiten Grad einweihte, benutzte die Zeichen in ihrer Praxis ebenfalls nicht mehr - sie musste sie vor einem Seminar immer noch mal anschauen, um sie korrekt weitergeben zu können.

Man kann sich sogar fragen, ob Meister Usui schon auf dem Berg Kurama die Schriftzeichen erschienen sind, oder ob er sie erst später hinzugefügt hat, um auch seinen Schülern Zugang zu dem Wissen zu ermöglichen, das er selbst im erleuchteten Zustand empfangen hatte.

> *„In vielen westlichen Reiki-Büchern steht, die Symbole seien Usui Sensei während der Meditation erschienen. Das umwebt Usui Sensei mit einer sehr geheimnisvollen Aura. Usui Sensei war ein spirituell weit entwickelter Mensch, aber er war auch sehr bodenständig. Er erlangte die Symbole nicht auf diesem Weg, sondern betrieb viele Studien und übernahm Ideen aus dem Shinto und Teilen des Buddhismus, um diese Symbole zu entwickeln" (T. Yamaguchi [2], S.140)*

Schöpfung und Intuition holen uns immer in genau dem kulturellen Kontext ab, in dem wir stehen: Da Usui Japaner war, hat er auch japanische Symbole gefunden.

Symbole sind also abhängig vom kulturellen Hintergrund des Ausübenden, und nur wenige Symbole tauchen universell und in allen Kulturen auf (z.B. Spirale und Pyramide).
Warum sollte man also das Reiki-System nicht in unseren westlich geprägten Kontext stellen können? Ich kenne Reiki-Schüler, die den zweiten Grad haben, ihn aber nicht anwenden, weil sie ein unbestimmtes Unbehagen bei den Symbolen verspüren. Wir kommen mit diesen Symbolen nur schwer in Resonanz, weil sie nicht unserem kulturellen Hintergrund entsprechen, und daher sind sie für uns nicht stimmig.

Vermutlich fühlen sich besonders die Menschen von spirituellen Symbolen angesprochen, die sich keinen eigenen und direkten Kontakt zu den Qualitäten vorstellen können, die hinter den Symbolen stehen. Oft ist ihnen nicht bewusst, dass es sich bei einem Symbol nur um ein Vehikel handelt - und nicht um die göttliche Energie selbst.

Wenn wir gelernt haben, dass wir Symbole brauchen, die uns das Tor ins Göttliche aufschließen, kann zunächst Verwirrung entstehen, wenn sich nach der Einweihung das Tor plötzlich auch ohne Schlüssel öffnet.
Lassen Sie uns untersuchen, was es wirklich ist, das uns mit diesen göttlichen Qualitäten verbindet - wenn es das Symbol ja offenbar *nicht* ist.

Wie es dazu kam

Es ist so einfach, dass ich es anfangs selbst nicht glauben konnte. Natürlich habe ich diese Idee, Reiki ohne Symbole zu lehren, auf ihre Alltagstauglichkeit hin überprüfen müssen. Seit dem Jahr 2000 weihe ich schon Schüler ein, ohne mich vorher in das Meisterzeichen zu stellen: ich verbinde mich allerdings immer mit „dem Großen Licht“ *(mehr dazu im Kapitel „Meisterschaft leben“, S. 169),* und zwar allein durch meine Absicht, ohne ein Schriftzeichen zu benutzen oder ein Mantra zu sprechen.
Aber wie sollte ich Schüler mit den speziellen Energien des zweiten Grades verbinden, wenn ich einerseits nicht auf die alten Symbole zurückgreifen wollte, andererseits aber auch keine neuen „erfinden“ wollte?
Da mir dazu nichts einfiel, zog ich die Konsequenz und lehrte den zweiten Grad überhaupt nicht mehr - trotz wiederholter Bitten meiner Schüler. Denn wie kann ich etwas lehren, hinter dem ich nicht mehr hundertprozentig stehe?

Manchmal bin ich etwas stur, und so brauchte ich einen Impuls von außen, um in dieser Frage wieder aktiv zu werden: In einem intuitiven Malkurs, den ich Anfang 2004 veranstaltet hatte, fragte mich eine Teilnehmerin am Ende des Kurses, ob ich auch den Reiki II-Grad lehren würde - sie könne sich gut vorstellen, ihn bei mir zu machen. Ich verneinte wie immer vehement und erklärte meine Gründe (siehe oben). Um das Thema abzuschließen sagte ich beiläufig, dass ich ihr Bescheid sagen würde, sobald ich wüsste, wie ich ohne Symbole einweihen könnte. Damit lief ich offene Türen ein, denn das war genau das, was sie suchte.

Nun begann ich also, mich wieder mit dem Thema zu beschäftigen. Ich fragte meine Engel um Rat, erkundigte mich bei menschlichen Freunden und wälzte Literatur - zunächst ohne Ergebnis. Dann rückte das Thema wieder in den Hintergrund, weil ich mich mit anderen Arbeiten beschäftigen musste, aber im Hinterkopf blieb es präsent. Nach einigen Monaten kam dann die Einsicht – plötzlich wusste ich, was die eigentlichen Schlüssel sind, um die Werkzeuge des zweiten Grades ohne Symbole zu benutzen:
Es kommt darauf an, was ich im Vorfeld tue - wie stelle ich die Verbindung her, *bevor* ich die Symbole anwende?
Der erste Schritt ist eine klare, konkrete Absicht, die sich darauf richtet, etwas Bestimmtes zu tun. Als erstes habe ich also die Absicht, Reiki zu einer Situation oder einer Person zu senden. Allein die *konzentrierte Absicht* stellt die Verbindung her *(siehe S. 111)*. Sonst brauche ich nichts. Die Verbindung wird bereits durch den Satz hergestellt: „Ich bitte darum, Reiki in die Ferne senden zu dürfen". Vielleicht möchte man noch eine kleine, rituelle Handbewegung ausführen, um das Gesagte zu bekräftigen und die Konzentration auszurichten – und das Tor ist offen.

Im Herbst 2004 fanden sich auf Anhieb vier Frauen, die das Experiment mit mir wagen wollten, am ersten „Reiki-Aufbaukurs" teilzunehmen (Reiki II wollte ich den Kurs

wegen der fehlenden Symbole nicht nennen). Drei dieser Frauen hatten schon lange davor den ersten Grad bei mir absolviert, und es schien, als hätten sie nur darauf gewartet, dass es weiterging.
Kurz vor der ersten Einweihung war ich dann so nervös, dass ich am liebsten aus dem Einweihungszimmer gerannt wäre, und ich dachte: „Auf was habe ich mich da nur eingelassen?" Schließlich setzte ich mich auf den Einweihungsstuhl, gab mir selbst Reiki und bat alle geistigen Helfer um Beistand.
Und für mich geschah ein Wunder: alle vier berichteten mir, wie sie nach dem Wochenendkurs Reiki in die Ferne senden, Energie verstärken und Blockaden lösen konnten - so wie es auch nach einem „normalen" Reiki II Seminar funktioniert. Es hatte sich als ausreichend erwiesen, dass ich sie mit ihrer eigenen, authentischen „Absichtserklärung" auf die jeweilige Energie rituell eingestimmt hatte.

Das menschliche Bewusstsein hat in den letzten Jahrzehnten eine großartige Öffnung erfahren – die treibende Kraft hinter der materiellen Welt wird von immer mehr Menschen als Realität erfahren. Der Schleier, der die materielle Welt von der feinstofflichen Welt trennt, wird zusehends durchlässiger. So kommen wir heute viel leichter mit dem „Einheitsfeld" in Kontakt - also der Ebene, wo Reiki über Raum und Zeit fließt - als dies noch vor ein paar Jahren der Fall war.
Wir haben die Freiheit zu wählen: den einfachen Weg ohne Symbole oder den Weg mit Symbolen.
Und alle Wege sind gleichermaßen richtig.

Kommentare von Reiki-Schülern

Eine Teilnehmerin meines ersten Aufbaukurses:
„Ich bin kein Japaner, für mich haben japanische Schriftzeichen keine Bedeutung. Eine Einweihung und das Arbeiten mit den traditionellen Symbolen waren für mich nicht stimmig. Darum habe ich den zweiten Grad lange vor mir her geschoben. Bis ich Andrea getroffen habe. Endlich jemand, der Reiki so versteht, wie es auch für mich Sinn macht! In der neuen Zeit, in der es um Eigenverantwortung und Authentizität geht, gilt es, einen ganz individuellen Zugang zu finden." Stefanie K

E-Mail eines Bekannten – eingeweiht in den zweiten Grad, nachdem er meinen Artikel im Internet über „Reiki ohne Symbole" gelesen hat: *...Meine Mutter hat nun vor etwa einem halben Jahr auch ihren zweiten Grad gemacht, und als ich mal einen Blick auf die Symbole geworfen habe, die sie von ihrer Reiki-Lehrerin bekommen hatte, fiel mir auf, dass sie etwas anders sind als die, die ich bekommen habe. Quasi sofort klingelte es bei mir im Kopf "die Symbole sind falsch". Allerdings war´s eher die Stimme meiner Reiki-Lehrerin und nicht meine eigene, denn ich war in der Hinsicht "richtig" und "falsch" anfangs skeptisch. Ich habe also nichts zu Mama gesagt, aber irgendwann fragte ich sie mal, ob Gunda (ihre Reiki-Lehrerin) denn ein starkes Reiki gibt, worauf sie meinte, dass es wirklich kraftvoll und sehr warm ist. So dachte ich mir dann, dass man mir zwar erzählen kann, "diese Symbole sind falsch" und "jene sind richtig", aber diese Energie kann man nicht leugnen.*

Eine andere Sache, die ich eigentlich recht witzig fand, und die dem Ganzen etwas das Mystische nimmt, war die Tatsache, dass ich den obersten Teil vom HS (Fernheilungs-Symbol) hier in Neuseeland auf einem Zettel für Bücherwerbung gesehen habe, und der teilweise auf japanisch verfasst war. Insofern wird es sich nicht um ein geheimes Symbol handeln, dass nur ganz ausgewählte Kreise wissen, sondern einfach um ein gängiges japanisches Schriftzeichen, dass in Verbindung mit den anderen vier Teilen einfach nur eine bestimmte Botschaft schriftlich zum Ausdruck bringt.

…Schon seit längerem empfinde ich es als etwas lästig, dass ich diese Sätze sagen muss, um genau zum Ausdruck zu bringen, wo das Reiki hingeschickt werden soll, denn ich fühlte dabei irgendwann, dass meine Gedanken schon längst am Ziel sind, während meine Worte den Weg dahin nur verlangsamen. Das Reiki ohne Symbole ist ja quasi nur eine Fortführung dessen, was ich dann einfach mal ausprobiert habe: Ich stellte mir nur noch vor, dass das Reiki sein Ziel erreicht, und ließ die Formel weg. Nachdem ich deinen Text gelesen hatte, hab ich es auch mal versucht, und habe die ganzen Symbole einfach weggelassen. Dabei fühlte ich mich sogar etwas freier als sonst, und meine Hände wurden recht schnell schön warm, denn mein Geist und das Ki wurden durch diesen, ich nenn´ ihn mal vorgeschriebenen Prozess der Symbolvisualisierung und Formelsprechung nicht verlangsamt, sondern konnten frei und im Augenblick fließen - denn sie wissen, wie es geht.

… Und ich denke, du hast vollkommen Recht, dass es bloß Schlüssel sind, um ein Schloss aufzuschließen; wenn durch Konzentration aber kein Schloss mehr vorhanden ist, und einfach ein Bewusstsein besteht für die Kraft, die hinter dieser ehemals verschlossenen Tür

liegt, kann man die Verbindung direkt herstellen"
Max W.

Dies schrieb mir eine Reiki-Schülerin aus Österreich:
„Ich habe den II. Grad, aber die Symbole haben mich so blockiert, dass ich Reiki nicht mehr ausüben wollte und ich mich selbst so blockierte, dass keine Energie mehr geflossen ist, immer wieder musste ich nachschlagen, wie die Symbole aussehen und fand trotz großer Mühen keinen Zugang mehr (nach dem 1. Grad ging es mir sehr gut, nach dem II. Grad verlor ich völlig das Interesse)."
Sylvia

Die Werkzeuge des zweiten Grades

Ob man nun Symbole einsetzt oder nicht: im Reiki-Aufbaukurs (Reiki II. Grad) werden folgende drei „Werkzeuge" vermittelt.

1. Die Kraftverstärkung erhöht die Intensität von Reiki um das 12-20-fache.

2. Mental-Reiki wird eingesetzt, um geistig/emotionale Blockaden in das Bewusstsein zu bringen und zu lösen.

3. Fern-Reiki schafft eine Verbindung zu Lebewesen und Situationen über Raum und Zeit hinweg.

Der Aufbaukurs ruft den Reiki-Schüler auf, Verantwortung für sein Tun zu übernehmen. Von ihm wird erwartet, dass er liebevoll - und das heißt auch verantwortungsbewusst und respektvoll - die ihm zur Verfügung gestellten Werkzeuge zum Wohle aller einsetzt.

Generell wird mit der Einstimmung in den zweiten Grad der Reiki-Kanal des Schülers erweitert, so dass die Reiki-Energie schneller und stärker durch ihn hindurchfließen kann. Die Zeit für eine Ganzbehandlung reduziert sich so von einer Stunde auf ca. 45 Minuten.

Durch den Aufbaukurs erhält man die Möglichkeit, Reiki auch in die tieferen Bereiche des Unterbewusstseins und der Psyche zu senden. Unter anderem können alte Wunden aus der Vergangenheit geheilt werden, man kann sich selbst oder andere Menschen von hemmenden Glaubensmustern erlösen und die Beziehungen zu den Mitmenschen verbessern.

Wie im Grundkurs findet wieder eine ca. 21-tägige Reinigungsphase statt, in der sich der Körper an das erhöhte Energieniveau anpasst. Diesmal wird auch der emotional-psychische Bereich stärker miteinbezogen.
Um den Schüler mit den neuen Möglichkeiten in Kontakt zu bringen, finden wieder rituelle Einstimmungen (Einweihungen) statt, je nach Lehrer in einer oder in drei Einstimmungen. Ich bevorzuge die letztere Variante – für jedes „Werkzeug“ eine Einstimmung.

Vorbereitung: Konzentration und Gedanken schulen

Um die Techniken des Aufbaukurses optimal anzuwenden, ist eine geschulte Vorstellungs- und Konzentrationsfähigkeit sehr wichtig. Damit die Reiki-Energie mit unserer Gedankenkraft in die richtige Bahn gelenkt wird, müssen wir in der Lage sein, unseren Geist zu konzentrieren. Hier hat der Reiki-Schüler die erste Hürde zu nehmen. Der Verstand des westlichen Menschen ist in der Regel recht „unerzogen" - man lausche nur einmal dem Geplapper im eigenen Gehirn, während man mit alltäglichen Handlungen beschäftigt ist. Ständig rasen Gedanken durch den Kopf, die nichts mit der ausgeübten Tätigkeit zu tun haben - wer denkt z.B. beim Autofahren schon ans Autofahren? Und wenn man versucht, eine Minute nichts zu denken, wird der Gedankenstrom eigentlich nur noch stärker.

Wie gelingt es uns dennoch, den Geist auf nur eine Sache auszurichten? Dazu müssen erst einmal alle Gedanken und Emotionen den Kopf verlassen. Das ist nicht unmöglich – es ist vielmehr eine Sache von Training und Disziplin. Die Frage ist doch: bestimmen meine Gedanken *mich* oder bestimme *ich* in meinem Kopf? Entgegen landläufiger Meinung sind wir unseren Gedanken eben nicht hilflos ausgeliefert.

> *„Du benutzt deinen Verstand eigentlich gar nicht falsch – du benutzt ihn überhaupt nicht. Er benutzt dich. Das ist die Krankheit. Du identifizierst dich*

mit deinem Verstand. Das ist die Täuschung. Das Instrument hat die Herrschaft über dich gewonnen."
Eckart Tolle [10]

Der erste Schritt, um die Kontrolle über unseren Kopf wieder zu erlangen, ist, der Stimme im Kopf zu lauschen. Denn wenn wir den Gedanken lauschen können, *sind* wir ja nicht unsere Gedanken. Wir sind der Beobachter - und dieser muss sich logischerweise außerhalb des Verstandes befinden. Es gibt also eine Region jenseits des Verstandes – man nennt sie „Ich-Bin Gegenwart" oder einfach Bewusstsein.

Im zweiten Schritt können wir den Gedankenstrom unter-brechen, indem wir uns darauf konzentrieren, was im Jetzt geschieht, was wir jetzt gerade tun. Das lässt sich besonders einfach in Alltags-Situationen erproben: wenn Sie Geschirr spülen, bleiben Sie bei der Sache, nehmen Sie jedes Glas bewusst in die Hand und säubern es, trocknen Sie es bewusst ab, räumen Sie es bewusst weg. Das ist schon eine Form der Meditation.

Wenn ich mich in einen sorgenvollen Gedanken hineinsteigere („was wäre, wenn...") hat mich mein Verstand voll im Griff. Ich bin nicht Herr meiner Gedanken - die Gedanken beherrschen mich. In solchen Fällen kann man dem Verstand mental die Rote Karte zeigen – am besten, bevor er richtig in Fahrt kommt. Sagen Sie sich: „STOPP – das sind Gedanken der Angst/Sorge/Furcht. Ich weiß aber, dass ich eine freie, göttliche Seele bin."

Auch wenn Ihnen diese Formel zu Anfang etwas fremd erscheint – probieren Sie es aus. Drehen Sie den Spieß um und nehmen Sie selbst das Heft in die Hand. Der Verstand ist ein Werkzeug, und im Idealfall sollten Sie es sein, der das Werkzeug in der Hand hält.

Als nächstes machen Sie sich bewusst, dass Denken und Wahrnehmen nicht dasselbe sind: man kann eine Topfpflanze wahrnehmen, ohne dabei denken zu müssen: „das ist eine Topfpflanze". Ich nehme einfach mit allen Sinnen auf was ist - ohne Bewertung. Der innere Kommentator schweigt.

So kann man mehrmals am Tag für jeweils eine Minute die Aufmerksamkeit (Konzentration) auf einen Gegenstand richten und ihn wahrnehmen, ohne das Wahrgenommene gedanklich zu kommentieren.
Im nächsten Schritt kann man nach einer Minute die Augen schließen und sich den Gegenstand so detailliert wie möglich vorstellen. Danach öffnet man wieder die Augen und beginnt von vorne. Nach einer angemessenen Zeit des Übens sollte kein Unterschied mehr sein zwischen wahrgenommenem und vorgestelltem Gegenstand. Wenn man diese Fähigkeit beherrscht, hat man nicht nur seine Konzentrationsfähigkeit geschult, sondern auch die Vorstellungskraft.

Wenn man die Konzentrationsfähigkeit trainiert hat, kann man einen Schritt weiter gehen: kreativ visualisieren.

Machen Sie sich bewusst:

1. Ich bin nicht meine Gedanken.

2. ICH BIN – auch ohne zu denken.

3. Meine Gedanken sind ein Produkt meines Verstandes.

4. Denken und Wahrnehmen sind nicht dasselbe.

Vorbereitung: Vorstellungskraft schulen

„Kreatives Visualisieren: Vorstellungsbilder, die zum Zweck psychischen oder gesundheitlichen Erfolgs eingesetzt werden." Dr. Elmar R. Gruber

Für unsere Reiki-Arbeit ist das kreative Visualisieren eine wunderbare Ergänzung. Die Vorstellungskraft leitet die Energie. Das erfahren wir z.B. wenn wir den Reiki Atem fließen lassen *(siehe „Atemübung …" S.81*). Je besser die Vorstellungskraft entwickelt ist, desto besser kann die Energie an den gewünschten Ort fließen.

Es ist wichtig, zu wissen, welche inneren Bilder bei Ihnen am besten zum gewünschten Ergebnis führen. Nicht jeder geht in seiner Vorstellung über eine Blumenwiese, wenn er sich entspannen will: manche müssen für ihre Heilung mit Drachen und Dämonen kämpfen, andere müssen sich nur die passende Farbe vorstellen. Von Bedeutung ist dabei nur, wie intensiv Sie sich ein Bild vorstellen können. Und das ist am einfachsten, wenn Sie Ihre eigenen Bilder benutzen.

Um die Vorstellungskraft generell zu erweitern, gibt es wiederum einige Übungen:
Eine davon ist, sich auf einen Punkt zu konzentrieren, etwa eine Blume in einer Vase oder eine brennende Kerze. Man schaut den Gegenstand einige Zeit an, schließt dann die Augen und stellt sich den Gegenstand so lebhaft wie möglich vor. Dann öffnet man wieder die Augen und beginnt von vorne.

Farben visualisiert man leichter, wenn man sie zunächst mit einem Gegenstand verbindet (wenn man sich ROT vorstellen will, kann man an eine Tomate denken). Beherrscht man die Übung, sich EINEN Gegenstand gut vorzustellen, kann man zu komplexeren Sachen übergehen: Menschen, Landschaften, „Spielszenen".
Vielen Menschen fällt es schwer, sich das Gesicht eines Menschen vorzustellen – da kann man sich mit einem Foto behelfen und sich dann das Foto vorstellen.

Für Fortgeschrittene:
Eine Landschaft kann man mit dem inneren Auge sehen, wenn man sie sich zuvor sehr lange (mindestens 15 Min.) in einer ruhigen, von Gedanken freien Stimmung angeschaut hat. Üben kann man die Vorstellungskraft auch, indem man sich kurze Filmszenen in Erinnerung ruft und sie innerlich immer wieder ablaufen lässt – man kann

dann ins Detail gehen: welche Kostüme trugen die Schauspieler, welche Farben wurden überwiegend verwendet, welche Gegenstände waren zu sehen, wo waren sie platziert.

Wille und Absicht

Nachdem der Reiki-Lehrer das Tor zur Reiki-Sphäre geöffnet hat, gibt es ein sehr einfaches Werkzeug, die Reiki-Werkzeuge des zweiten Grades zu aktivieren: **die Absicht.**

> *„Der (...) Heiler kann viel tun, um eine befriedigende Verbindung zu bekommen, und zwar durch einen bewussten Akt des Glaubens und durch die standhafte Behauptung seiner festgelegten Absicht.“ Alice A. Bailey* [11]

Die Absicht ist es, die unsere Konzentration in die richtigen Bahnen leitet. Sie setzt den Willen in Bewegung. Sie gibt den Anstoß.

Wichtig ist, dass die Absicht ohne Zweifel ist, denn wenn wir zweifeln, geht sofort Energie verloren, und der klare Gedankenstrom wird unterbrochen.

Wenn wir beispielsweise die Kraft verstärken wollen, genügt allein unsere feste Absicht, dies zu tun, und die Kraft fließt stärker. Wenn Sie stärkere Rituale mögen, um Ihr Bewusstsein auf das Kommende vorzubereiten, können Sie vor dem inneren Auge ein Zeichen malen oder ein Mantra sprechen, aber es funktioniert auch ohne dies.

Der bewussten Willensbekundung, Reiki fließen zu lassen, sollte stets **die Bitte** vorausgehen, dass Reiki nur dann fließen möge, wenn es im Sinne aller Liebe ist.
Damit signalisieren wir dem Universum, dass wir unseren persönlichen Willen der Schöpferkraft (bzw. der Liebe) unterordnen. Dann haben wir die Sicherheit, dass die Reiki-Kraft in jedem Fall immer genau mit der Intensität und in die Bereiche fließt, wie sie benötigt wird.

Erstes Werkzeug - Die Kraft verstärken

Das traditionelle Reiki-Zeichen, um die Kraft zu verstärken, wird mit CR (Cho Ku Rei – gesprochen [Scho ku Re]) abgekürzt. Bedeutung des Zeichens: Energie wird verstärkt.
Mikao Usui hat dieses Symbol, das einer Spirale ähnelt, laut Tadao Yamaguchi aus dem Shinto entnommen.

Dieses Symbol wird eingesetzt, wenn Sie bei einer Behandlung das Gefühl haben, es fließe zu wenig Energie (oft verursacht durch energetische „Ablagerungen" – *siehe auch unter Byosen, S.84*). Wenn Sie die Reiki-Kraft lokal intensivieren möchten (12-20-fach), geben Sie entweder das Symbol auf die betreffende Stelle, oder Sie setzen die

Absicht, dass die Energie verstärkt fließen möge.
Zu Beginn der Energiearbeit mit der „symbolfreien Methode" kann es in manchen Fällen helfen, ein eigenes Zeichen und ein Wort oder einen Satz zu verwenden, um die Kraft zu verstärken. Wenn Sie mit der Zeit genügend Erfahrungen gesammelt haben, werden Sie bald spüren, dass die reine Absicht genügt.

Anwendungsbereiche

Die Kraftverstärkung setzt man natürlicherweise während einer Reiki-Behandlung ein. Nach der Einstimmung in den zweiten Grad fließt die Energie ohnehin stärker – man sollte also die Kraft zusätzlich nur in „dringenden" Fällen verstärken, z.B. bei Gelenkschmerzen oder sehr starkem Energiemangel. Am Kopf und bei offenen Wunden ist manchmal schon der normale Energie-Level zu stark.
Wichtig: Lassen Sie sich nicht von der „Wirksamkeit" der Kraftverstärkung verführen, indem Sie denken: „Wow, ist das toll, dass ich das jetzt kann – und deswegen gebe ich dem Empfänger jetzt mal die volle Ladung!". Bei einer Reiki-Behandlung ist es besser, auf die Intuition zu hören - und die Kraft wirklich nur an den Stellen zu verstärken, wo die Intuition uns hinführt.
Auch mit dem Reiki–Atem *(Übung, S.90)* kann man verstärkte Energie auf einen Körperteil übertragen – oder zu einer entfernten Person schicken (mittels Fern-Reiki auf ein Foto).

Übung: Energieverstärkung mit dem Atem

- Atmen Sie durch die Nase ein und stellen Sie sich dabei vor, wie die weiß-goldene Reiki-Energie bis in Ihren Unterbauch (Tanden) durch Sie hindurchfließt.
- Halten Sie den Atem einen kurzen Moment an.
- Setzen Sie die Absicht, den Atem mit Energie anzureichern.
- Bleiben Sie mit Ihrer Aufmerksamkeit auf der Energieverstärkung und atmen bzw. pusten Sie auf das entsprechende Körperteil oder Foto.

Wenn Sie Nahrungsmittel in der Mikrowelle zubereiten müssen, geht durch die Strahlung immer Energie verloren. Mit Hilfe der Reiki-Kraftverstärkung können Sie die Speisen wieder mit Energie aufladen.

Auch Steine kann man mit verstärkter Reiki-Energie reinigen (obwohl Wasser noch besser ist) und aufladen. Es ist sogar möglich, Batterien wieder aufzuladen – sie dürfen allerdings nicht völlig entleert sein.

Die Energieverstärkung für Reinigung und Schutz

Die Energieverstärkung kann auch zum Reinigen eines Raumes verwendet werden. Orte und Häuser können von negativen Energien befreit werden, indem diese mit der verstärkten Reiki-Energie gereinigt werden. Dazu lässt man verstärkt die Reiki-Energie in jede Ecke des Raumes fließen. Zusätzlich visualisiert man, wie weißes oder goldenes Licht einfließt.

Meine Theorie, warum das funktioniert ist, dass ich den Raum mit der Reiki-Energie in einen Zustand höherer Schwingung versetze, so dass niedrig schwingende Energie weichen muss, bzw. nicht mehr hineinkommt.

Selbstreinigung und Schutz

Mit der Reiki-Energie kann man auch sich selbst reinigen und energetisieren:

- Man setzt die Absicht, die Energie verstärkt fließen zu lassen und

- visualisiert, wie weißes Licht durch Körper und die Aura fließt.

Das lässt sich übrigens gut mit dem Duschen kombinieren: stellen Sie sich vor, dass das Wasser getränkt ist mit Reiki und dass es alle negativen Energien aus Ihrem System heraus spült.

Die Einsatzmöglichkeiten, wie man die Kraftverstärkung zum Schutz einsetzen kann, sind schier unerschöpflich. Spielen Sie damit – und lassen Sie sich von meinen Erfahrungen inspirieren:

Reiki-Wolke

Wenn ich abends in „dunklen Ecken“ unterwegs bin, umgebe ich mich mit meiner „Reiki-Wolke“ - Ich stelle mir dabei vor, wie das weißgoldene Reiki-Licht mich umgibt und verstärke dann die Kraft. Der Erfolg ist, dass ich unbehelligt von „dunklen Subjekten“ bleibe und sicher zu Hause ankomme.

Ich bin zwar ein großzügiger Mensch, aber ich möchte mein Fahrrad oder mein Auto nicht in fremde Hände geben. Weil Abschließen ja nicht immer genügt, schütze ich mein Eigentum zusätzlich mit der Reiki-Wolke - für mich der ideale Diebstahlschutz (vor allem, weil ich oft auch vergesse, mein Auto oder Fahrrad abzuschließen).
Vor einer Reise kann man um gute Fahrt und Ankunft bitten und das Fahrzeug samt Insassen in die Reiki-Wolke hüllen.

Sehr gut klappt bei mir folgendes: wenn nachts manchmal laute, alkoholisierte Zeitgenossen durch die Straßen ziehen, baue ich meine Reiki-Wolke um das Haus auf und bitte mit Nachdruck: „Ruhe um dieses Haus!“ Nicht immer, aber oft verstummen dann die Gespräche einige Meter vor dem Haus und beginnen wieder an der Grundstücksgrenze.

Meine Nachbarin fragte neulich, wie ich es anstelle, dass meine Dekoration in den Balkonkästen nicht „verschwinden“, ihr seien schon Deko-Sachen gestohlen worden. Ob das wohl an der Reiki-Wolke liegt? Oder vielleicht haben sie auch nur bisher niemandem gefallen…

Vielleicht stellt sich die Frage, warum der „Reikianer“ nicht gleich die ganze Straße und alle Autos darauf schützt. Das würde ich tun, wenn mir alle Nachbarn einen entsprechenden Auftrag erteilen würden, denn ungefragt in das Leben meines Nachbarn einzugreifen, steht mir nicht zu. Das wäre Manipulation. Zum einen könnte es sein, dass ich dem Nachbarn mit meinem Schutz eine Lernerfahrung raube. Zum anderen wäre es auch möglich, dass mein Nachbar auf der spirituellen Leiter schon einen Schritt weiter ist als ich, und mein Versuch, ihn zu schützen, zieht ihn womöglich hinunter.
Und außerdem: ich selbst möchte auch nicht ungefragt „in Watte gepackt“ werden.

Zweites Werkzeug - Mental-Reiki

Das überlieferte Symbol für Mental-Reiki heißt Sei Hei Ki (abgekürzt SHK) - Bedeutung des Zeichens: Blockaden durchbrechen, um Harmonie zu erzeugen. Leitsatz: „Ich löse (was mich sabotiert) und vergebe, damit die Energie frei fließen kann."

Wenn wir Mental-Reiki einsetzen, fließt die Energie weniger auf der körperlichen, als auf der feinstofflichen Ebene. Die Energie entspannt und harmonisiert dann also den geistigen bzw. mentalen Bereich und löst die Blockaden allmählich auf, die auf dieser Ebene existieren.

Mit Mental-Reiki können auch Wasser und Steine programmiert werden, z.B. „Ich bitte die göttliche Kraft, dass ich diesen Stein programmieren darf: Du hilfst ..... seine Ängste loszulassen. Du strahlst Licht, Liebe und Harmonie aus"

Die mentale Ebene im Menschen

Was ich genau unter der mentalen Ebene verstehe, möchte ich im Folgenden näher erläutern. Die Ausführungen sollen verdeutlichen, in welchen Bereichen des Menschen überhaupt Mental-Reiki eingesetzt werden kann.

Alle Lebensvorgänge, wie Organfunktion, Verdauung, Bewusstsein werden von einer Zentrale aus gesteuert.

Körperlich betrachtet ist das Gehirn dafür zuständig, aus energetischer Sicht das mentale-geistige Feld. Es befindet sich außerhalb des physischen Körpers und benutzt das Hirn als eine Art Transformator in den Körper.

Die Wissenschaft ist bis heute nicht in der Lage, das mentale Feld nachzuweisen. Ihr fehlen schlicht die Werkzeuge, um feinstoffliche Substanz zu messen, weil diese ja keine Atome im materiellen Sinne erhalten.

Äther-, Emotional- und Mentalschicht der Aura gemeinsam bilden das Mental-Feld. Hier befinden sich unsere ureigenen Überzeugungen, Glaubensmuster und Vorurteile, aber auch alte Verletzungen, Wünsche und dergleichen mehr.
Kurz gesagt: das Mental-Feld beinhaltet ein Konglomerat unbewusster und bewusster Steuerungsmechanismen, die uns befähigen, mit der Welt zu interagieren.

Die meisten unserer mentalen Programme beruhen auf Erfahrungen und Schlussfolgerungen unserer Kindheit. Wenn sie nicht erkannt und gelöst werden, können sie zu psychischen und körperlichen Krankheiten führen:
Unsere Denkgewohnheiten, Glaubensmuster, Überzeugungen sind in unserem Unterbewusstsein oder im Körper als elektrische Ladung gespeichert - und sind der Motor für unsere Handlungen. Da sie uns nicht bewusst sind, konnten wir sie nicht unserer gewachsenen Lebenserfahrung anpassen. Dies führt dazu, dass wir in vielen Situationen sozusagen „abrutschen“ in ein kindliches

Verhalten, z.B. wenn wir von etwas sehr getroffen sind. Es gilt, also diese überholten Muster in uns zu heilen. Dazu ist es wichtig zu wissen, dass das Unterbewusste in Bildern denkt. In den ersten Lebensjahren unterscheiden wir noch nicht zwischen Ich und Du – wir sind eins, und wir erleben uns daher als ursächlich für alles, was um uns herum geschieht. Wenn das kleine Kind etwas Unangenehmes erlebt, hält es sich für verantwortlich. Es legt diese Erfahrung im unbewussten Speicher ab. Zunächst ist die „Datei" noch ein Körpergefühl, doch sobald die ersten Worte zur Verfügung stehen, machen wir daraus: Mein Papa ist nicht lieb zu mir, *weil ich nicht richtig bin.* Meine Mama ist nicht oft da, *weil ich nicht lieb bin.*
Und so gelangen wir auf einer sehr tiefen, körperlichen Ebene zu der Überzeugung: wir sind nicht richtig, so wie wir sind, wir sind nicht wichtig, wir sind nicht liebenswert.

Das Unterbewusste bewahrt nun diese Überzeugungen und diese werden zu unserer Grundprogrammierung. Der „Erfolg" ist, dass wir in allen späteren Beziehungen ähnliche Dramen erleben, weil eine Instanz in uns dieses Glaubensmuster getreulich immer wieder für uns bestätigen möchte. Das Unterbewusste ist unser treuer Diener, der präzise unsere Vorgaben für uns umsetzt. Und wenn wir von uns glauben, nicht liebenswert zu sein, wird unser Unterbewusstsein sogar mit dem Unterbewusstsein anderer Menschen zusammenarbeiten, um Situationen zu erschaffen, die genau unserem Bild von uns entsprechen (vgl. Colin Tipping [22]).

Auch bei alltäglichen Dingen ist unser treuer Geist uns behilflich und versucht, unsere Gedanken in Realität umzusetzen. Wenn wir sagen: „ich habe die Nase voll", organisiert er einen Schnupfenvirus, um unsere Vorgabe zu erfüllen. Natürlich „meinen" wir das nicht so. Doch es versteht uns eben wie ein Kind, Sarkasmus und Ironie sind ihm fremd.
Außerdem kann das Unterbewusstsein mit Worten wie „kein", „nie", „nicht" wenig anfangen, denn es lebt ja in Bildern und versteht keine Negationen. Das heißt, wenn Sie diese Worte benutzen, werden sie von Ihrem Unterbewussten nicht registriert. Wenn Sie sich z.B. ständig sagen „Ich will nicht mehr rauchen!" versteht das Unterbewusstsein: „Ich will mehr rauchen!" Das Unterbewusstsein empfängt eben nur das Bild, dass Sie rauchen.

Wenn wir also davon ausgehen, dass jede Krankheit, jede Blockade, jede Verspannung im Körper immer auch seelische/unbewusste Ursachen hat, dann haben wir mit Mental-Reiki die Möglichkeit, gezielt die Ursachen unserer Störungen anzusprechen und aufzulösen

Mit Mental-Reiki können wir

- destruktive Gedanken und Verhaltensmuster auflösen/erlösen
- einen konstruktiven Gedanken (so genannte Botschaften oder Affirmationen) an die Stelle des alten Glaubensmusters setzen.
- Einzelne Körperteile und Organe behandeln
- Wasser und Edelsteine programmieren

- Energien von Lebensmitteln und Gegenständen verändern.

Wenn wir Mental-Reiki anwenden und dabei eine Affirmation benutzen wollen, ist es unbedingt notwendig, sich vorher genau zu überlegen, was wir sagen – weil unser Unterbewusstsein uns sehr wörtlich nimmt.

Mental-Reiki – Geistiges Heilen

Die geistigen Vorgänge in unserem mentalen Feld sind schwer in Worte zu fassen. Um die rein energetischen, für uns unsichtbaren Vorgänge begreiflich zu machen, verwende ich folgendes Bild:

Energien unterschiedlichster Ausrichtung „schweben" durch unser Mental-Feld. Manche Energien sind hilfreich, manche blockieren uns. Stellen wir uns die Energien, die uns blockieren (z.B. Vorurteile, Ängste, Glaubensmuster etc.) z.B. als dicke, dunkle Krümel vor, die unseren Kopf umkreisen. Wenn wir einen dieser Krümel loswerden wollen – (ich nenne ihn: „Zigaretten rauchen") – dann genügt es nicht, daneben einfach z.B. ein helles Bällchen zu platzieren, welches die Information trägt: „Ich habe den Willen und die Kraft, das Rauchen loszulassen". Denn wer wird der Stärkere sein - Krümel oder Bällchen? Der Krümel muss irgendwie gelockert werden, damit das helle Bällchen eine Chance hat, gegen den Krümel zu

gewinnen. Diesen Vorgang können wir mit Mental-Reiki enorm beschleunigen:
Zunächst sendet man verstärkte Reiki-Energie in das Mental-Feld, damit die Energie so weit angehoben wird, bis wir den „Raucher-Krümel“ leichter aus dem Mental-Feld entfernen können.
Dazu ist wiederum nur die klare Absicht notwendig, die Blockade zu entfernen: „Ich bitte darum, die Blockade / die Ursache für das Rauchen aus dem mentalen Feld entfernen zu dürfen. JETZT“

Nachdem nun die Absicht gesetzt wurde, arbeiten wir mit unserer Vorstellungskraft: Der Behandelnde stellt sich vor, wie er den „Krümel“ aus dem mentalen Feld mit seiner Hand „herausfischt“ und mit einer schnellen Bewegung nach außen wirft. Seine Hände bewegen sich dabei intuitiv an die Stelle in der Aura, wo die Blockade „sitzt“ – meist im Bereich des Kopfes. Es kann sein, dass man das zwei- bis dreimal tun muss, bis der Krümel endgültig entfernt ist. Anschließend kann die neue Affirmation gesendet werden. Um in unserem Bild zu bleiben: Das Energie-Bällchen wird platziert.

Ablauf einer Mental-Reiki Behandlung:

- Reiki 1-3 Minuten mit Verstärkung senden. Dazu beide Hände etwa 20cm über dem Kopf halten oder - ganz klassisch - eine Hand auf den Hinterkopf, die andere auf dem Kronen-, bzw. Stirnchakra.

- Formulieren Sie die Absicht, die Blockade zu lösen und entfernen Sie die Blockade aus dem Mental-Feld.

- Senden Sie mehrere Minuten lang die neue Affirmation.

Die besten Resultate erzielt man, je klarer und stärker der Geist des „Senders“ arbeitet, denn umso klarer und kraftvoller wirkt die neue Botschaft auf das System. Um diese Klarheit und Kraft herzustellen, empfehle ich die vorbereitenden Übungen.

Um stimmige Formulierungen für kraftvolle, positive Botschaften zu finden, eignet sich das Buch von Louise L. Hay [5], das viele Affirmationen enthält.

Wichtig: Die Beeinflussung des Mental-Feldes einer anderen Person sollte nie leichtfertig oder gar mit unlauteren Absichten erfolgen – denn: wir ernten, was wir säen. Gemäß dem spirituellen Gesetz der Resonanz kehrt das, was wir aussenden, zu uns zurück. Die Bitte respektiert die Lerngeschwindigkeit der uns anvertrauten Person. Falls der Mensch noch etwas an seinem Problem zu lernen hat, wird unsere Bitte einfach von „höherer Stelle“ abgeschlagen.

Mental Reiki für Organe

Unser Körper besitzt ein eigenes Bewusstsein, das vom Verstand unabhängig ist. Das bedeutet, jedes Körperteil und jedes Organ ist fähig, mit uns zu kommunizieren. Wir müssen dabei nur offen sein, um die Sprache unseres Körpers verstehen zu lernen. Oft ist die Kommunikation einseitig – unser Körper teilt uns durch Schmerzen etwas mit, aber wir verstehen die Botschaft nicht.

Oft „meckern" wir sogar mit unserem Körper und senden damit eine negative Antwort an jede Zelle: „Du blödes Knie, kannst du nicht mal aufhören wehzutun?" Wie soll sich ein Organ oder ein Gelenk regenerieren, wenn es ständig solche negativen Botschaften erhält? Stellen Sie sich einen Mitarbeiter in einem Unternehmen vor, der immer die schlechte Laune seines Chefs abkriegt und für alle Fehler verantwortlich gemacht wird. Dieser Mitarbeiter wird wohl kaum motiviert und produktiv arbeiten. Bei unserem Körper ist es ähnlich: eine wertschätzende Ansprache kann wahre Wunder wirken.
Bestätigen Sie Ihren Körper darin, dass er die Fähigkeit hat, sich selbst zu heilen und dass Sie ihm vertrauen, dass er dies auch tut.

Mit Mental-Reiki können wir gezielt einzelne Organe oder Körperteile ansprechen; z.B. „Du bist gesund und voller Kraft" *(vgl. auch Dr. Zhi Gang Sha [12])*.

Um präzise Affirmationen auszuwählen, können Sie zuvor mit dem Organ in Kontakt treten und fragen, was es Ihnen mit den Beschwerden eigentlich mitteilen will.

Übung: Mit Organen sprechen

- Nehmen Sie mit dem Organ Kontakt auf, indem Sie die Hände über die betroffene Stelle legen.
- Nehmen Sie wahr, ohne zu denken.
- In diese Stille hinein denken Sie die Frage: „Was ist los mit dir? Was fehlt dir?"
- Dann werden Sie wieder still und gehen auf Empfang. Vielleicht sehen Sie ein Bild oder nehmen auf einem anderen Weg etwas wahr, was das Organ Ihnen mitteilen möchte. Dann sind Sie in der Lage, auf einer ganz elementaren Ebene das Organ mit einer positiven Affirmation anzusprechen.

Wenn Sie eine andere Person mit dieser Methode behandeln, sollten Sie Ihre Wahrnehmungen mitteilen, bevor Sie gemeinsam die passende Affirmation finden.

Blockaden in Organen lösen

Manchmal kann ein Organ trotz motivierender Ansprache und dem Lösen der krankmachenden Ursache nicht richtig heilen. Ein Schmerz bleibt. Woran liegt das? In jeder Körperzelle liegt das alte Muster (entstanden in der Kindheit oder einer früheren Inkarnation) energetisch noch vor – sozusagen im Archiv – und wird mit jeder Zellerneuerung fleißig weiterkopiert. Die Ursache ist dann zwar gelöscht, aber das alte Muster wird an jede neue Zelle vererbt.

Mit der folgenden Übung kann hier Mental-Reiki zum Einsatz kommen - dafür sollte der Behandler im Vorfeld seine eigene mentale Kraft gut entwickelt haben

Übung: Zellinformationen löschen

- Bitten Sie darum, Kanal für die Reiki-Energie zu sein.
- Stimmen Sie sich auf die zu behandelnde Person ein.
- Nehmen Sie über Mental-Reiki Kontakt mit dem entsprechenden Organ auf.
- Lassen Sie Reiki fließen, bis Sie das Gefühl haben, dass die energetischen Zellen Ihnen „zuhören“.

- Bitten Sie nun darum, dass alle Informationen aus den Zellen, die der ganzheitlichen Heilung des Organs entgegenstehen, JETZT entfernt werden.

- Finden Sie für Ihre Vorstellung ein starkes Bild, das diesen Vorgang verbildlicht.

(Ich z.B. stelle mir meist vor, meine Hand sei ein Magnet, der die „Fehlinformationen" aus der Zelle ziehe. Die Fehlinformationen sehen für mich aus wie Metallspäne, die dann an meiner Handfläche kleben).

- Bitten Sie darum, dass diese Partikel transformiert werden.

(Ich streife diese Späne mit der anderen Hand ab, mache eine Bewegung nach oben und stelle mir vor, dass die alte Energie von himmlischen Helfern „entsorgt" wird).

- Wenn es sich so anfühlt, als sei die alte Information aus den Zellen entfernt, bitten Sie darum, dass die nun entstandene Lücke mit göttlicher Energie aufgefüllt wird. Halten Sie dazu Ihre Hände über das Organ und lassen die Energie fließen.

Es ist beim letzten Punkt nicht notwendig, dass Sie sich eine spezielle Farbe oder Energie vorstellen. Wenn Sie intuitiv arbeiten und das Vertrauen haben, dass das Universum schon die rechte Energie durch Sie hindurch leitet, wird genau die passende Kraft die Leere füllen.
Zum Abschluss der Behandlung sollten Sie sich noch bedanken, dass Sie Kanal für diese Arbeit sein durften.

Beispiele für Affirmationen

Ich gehe meinen Weg in Leichtigkeit.

Ich liebe mich selbst so, wie ich bin.

Ich nehme meine Pflichten in Leichtigkeit an.

Ich bin in vollkommener Harmonie, ich finde für [Problem] eine sinnvolle Lösung.

In mir ist Ruhe, Frieden und Zuversicht.

Ich bin in Sicherheit und geborgen.

Ich vertraue meiner göttlichen Führung.

Ich bin ein geliebtes Kind der Schöpferkraft.

Ich bin es wert, geliebt zu werden.

Mein Herz schlägt im Rhythmus der Liebe.

Alle Zellen Deines Körpers nehmen jetzt diese heilende Energie auf.

Mühelos erreiche und halte ich mein ideales Körpergewicht.

Ich höre mit Liebe und Dankbarkeit die Botschaften meines Körpers.

Meine Organe (Drüsen, Stoffwechsel) arbeiten optimal und in vollkommener Harmonie.

Ich habe den Willen und die Kraft, das Rauchen loszulassen.

Drittes Werkzeug - Fern-Reiki

Das überlieferte Symbol, mit dem man Reiki in die Ferne fließen lässt, lautet: Hon Sha Ze Sho Nen (HS- abgekürzt) Es bedeutet: Mit der Kraft des Geistes Energie durch Raum und Zeit fließen lassen

Mit Fern-Reiki erreichen wir die Ebene, auf der wir alle miteinander verbunden sind: die zeitlose Ebene, in der alle Höheren Selbste existieren – das Einheitsfeld. Man könnte es vielleicht mit dem Internet vergleichen: jeder Computer der ans Netz angeschlossen ist, kann in Sekunden mit Computern aus einem anderen Erdteil kommunizieren. Und wir sind alle über die „Zentrale“ (die Schöpferkraft) miteinander verbunden. Egal, wo sich derjenige aufhält, dem Sie Reiki schicken möchten, mit Fern-Reiki können Sie ihn sofort erreichen. Liebe ist schneller als Licht. Wenn etwas schneller ist als Licht, ist es laut Quantenphysik sogar möglich, Informationen in die Vergangenheit zu senden *(vgl. Anton Zeilinger [13])*.

Bei der Anwendung von Fern-Reiki ist unsere Verantwortung besonders hoch, deshalb:
Schicken Sie NIEMALS jemandem ungefragt Reiki.

Etwas anderes ist es, zu beten oder eine Fürbitte auszusprechen. Mit Reiki sind wir aktiv. Beten ist das passive Erbitten von Hilfe.
Wir können nicht wissen, ob eine Person aus ihrer Krankheit oder ihrer seelischen Stimmungslage etwas

lernen soll. Wenn wir sie ungefragt behandeln, nehmen wir ihr vielleicht die Chance zu lernen und zu wachsen. Der freie Wille eines anderen Menschen ist stets zu respektieren. Auch die Engel halten sich an diese Maßgabe.

Falls Sie denjenigen, dem Sie Reiki schicken wollen, nicht um Erlaubnis fragen können (weil er etwa im Krankenhaus liegt oder Sie aus anderen Gründen keinen Kontakt zu ihm haben), dann fragen Sie Ihr Höheres Selbst, Ihre geistigen Helfer oder das Höhere Selbst der anderen Person um Rat.

Und senden Sie nur dann Reiki, wenn Sie sich aus Ihrem Herzen heraus *absolut sicher* sind. Der Verstand ist hier nicht die verantwortliche Institution.

Wenn Sie einem nahestehenden Menschen Reiki senden möchten und unsicher sind, ob Sie das dürfen, fragen Sie einen außenstehenden Reiki-Geber, damit Sie sicherstellen, dass Sie nicht Ihre eigenen Interessen mit denen des Empfängers vermischen bzw. verwechseln.

Schicken Sie niemals jemandem Fern-Reiki, der sich gerade in Narkose befindet und operiert wird, denn Reiki könnte die Wirkung der Narkose beeinträchtigen. Wenn Sie hier trotzdem unterstützen wollen, können Sie eine Reiki-Kugel „herstellen", die Sie mit einer bestimmten Zeitvorgabe versehen. Außerdem kann man im Vorfeld um einen guten Verlauf der Operation bitten und auch darum, dass alle Beteiligten ihr Bestes zum Wohle des Patienten tun.

Fern-Reiki für sich selbst

Sie können sich mit Fern-Reiki auch selbst behandeln. Heilen Sie damit traumatische/belastende Situationen der Vergangenheit: zum Beispiel können mit Fern-Reiki, in Kombination mit Mental-Reiki, Blockaden aufgelöst werden, die durch eine schwierige Geburt oder Kindheit entstanden sind. Zukünftige Ereignisse können mit der Reiki-Energie aufgeladen werden. So kann man Reiki zu kommenden Prüfungen senden. Auch eine Selbstbehandlung mit Fern-Reiki ist möglich (um z.B. den eigenen Rücken zu behandeln).

Ablauf: Fernbehandlung (für sich oder Andere)

Suchen Sie sich einen Ort, wo Sie ungestört sind und stimmen Sie sich auf die Behandlung ein.

- Bitten Sie darum, Kanal für [Name] sein zu dürfen

- Stellen Sie sich vor, wie Sie von goldenem Licht umhüllt werden - nutzen Sie dazu die „Reiki-Atmung“ *(siehe auch Atemübung, S.82)*

- Stellen Sie sich die Person vor, die Sie behandeln möchten oder nehmen Sie ein Foto von ihr in die Hand

- Setzen Sie die Absicht, Fern-Reiki zu senden. Sagen Sie: „Ich bitte darum [Name] Fern-Reiki geben zu dürfen".

- Verstärken Sie die Energie

- Sprechen Sie den Namen der Person.

- Stellen Sie sich die Person in ihrer normalen Größe vor und legen Sie Ihre Hände wirklich dorthin, wo die Person sein könnte. Das sieht aus wie Pantomime und der Effekt ist, dass Sie sich besser auf die Fern-Behandlung konzentrieren können. Gehen Sie nun Schritt für Schritt die Positionen vom Kopf bis zu den Füßen durch oder behandeln Sie gezielt schmerzende Stellen.

- Sie können die Person vor Ihrem geistigen Auge auch soweit „verkleinern", bis Sie zwischen Ihre Hände passt. Heben Sie dabei wirklich die Hände und lassen Sie die Reiki-Energie fließen. Dann müssen Sie nicht die einzelnen Hand-Positionen ausführen.

- Sagen Sie sich während der Behandlung (und auch schon vorher) – ICH BIN LIEBE oder ICH BIN FREUDE: damit bleiben Sie als *„Sender"* frei von persönlichen Meinungen und Störungen.

- Wenn Sie mit der Behandlung fertig sind, sprechen Sie einen Segen, z.B.: – Gott schütze dich –

Friede sei mit dir – Die Reiki-Energie umhüllt dich - Danke.

- Lösen Sie die Verbindung, indem Sie Ihre Hände reiben und pusten und danken Sie dafür, dass Sie Reiki-Kanal sein durften.

Eine Fern-Behandlung sollte nicht länger als 10-15 Minuten andauern. Die Energie scheint über die Ferne stärker zu fließen. Wenn die Behandlung länger dauert, ist die Gefahr größer, dass die Gedanken abschweifen.

Ablauf: Fernbehandlung mit Mental-Heilung

Wenn Sie während einer Fernbehandlung auch eine Mentalheilung durchführen möchten, beginnen Sie wie bei einer normalen Behandlung mit den Kopfpositionen. Nachdem die Ohren bzw. der Oberkopf behandelt wurden

- halten Sie im Geist den Hinterkopf (Medulla) und die Stirn und setzen Ihre Absicht Reiki in das Mental-Feld der Person zu senden.
- Nennen Sie den Namen der Person,
- senden Sie die Botschaft,
- behandeln Sie weiter Bauch, Rücken und Füße, wie bei einer Ganz-Behandlung,

- beenden Sie die Fern-Behandlung mit einem Dank.

Reiki muss nicht direkt vom Absender zum Empfänger fließen, sondern sie lässt sich auch „zwischenspeichern“. Dieser Speicher kann die Form haben, die der Absender wünscht. Man kann also Lichtkugeln mit Energie füllen oder Päckchen, Kisten, Hologramme. Es geht nur darum, die Energie bereitzuhalten und sie in einer bestimmten Situation oder zu einer bestimmten Zeit abrufen zu können.
Das Senden von Energie in einem Paket bietet sich an, wenn wir uns nicht sicher sind, ob der Empfänger überhaupt Reiki erhalten möchte:
Wir füllen die Kugel mit Reiki (siehe „Eine Lichtkugel senden) und bitten darum, dass die Kugel den Empfänger erreichen möge, wenn er diese Energie annehmen kann und will. Wenn das nicht der Fall ist, soll die Lichtkugel zu einem anderen Menschen gesendet werden, der sie haben möchte. Mit dieser Klausel lassen wir allen Beteiligten die Freiheit, die Energie anzunehmen oder abzulehnen.

Eine Lichtkugel senden

Mit der Visualisierung einer Lichtkugel ist es möglich, Reiki in eine Situation zu schicken, die Lichtkugel mit einer Botschaft zu versehen, oder sie zu bestimmten Zeiten „anzuzapfen“:

Ablauf: Lichtkugel senden

- Bitten Sie darum, eine Lichtkugel mit der Reiki-Energie füllen zu dürfen (für eine bestimmte Person oder Situation).
- Setzen Sie die Absicht, Fern-Reiki zu senden.
- Stellen Sie sich vor, wie aus Ihren Händen Licht, Liebe und Harmonie in eine transparente Kugel fließen.
- Wenn Sie oder der Empfänger es möchten, fügen Sie eine Botschaft hinzu, indem Sie mit Mental-Reiki Kontakt mit dem Mental-Feld des Anderen aufnehmen.
- Teilen Sie der Lichtkugel mit, für wie viele Tage sie bereitstellen soll und senden Sie sie zum Empfänger / der Situation.
- Lösen Sie die Verbindung (Hände reiben, pusten) und bedanken Sie sich.

Reiki in die Vergangenheit senden

Für unser Unterbewusstsein existiert nur die Gegenwart. Wenn wir in der Vergangenheit einen Schmerz erlitten haben und wir bisher keine Möglichkeit gefunden haben,

dem Geschehen seinen Stachel zu nehmen, ist ein Teil unseres Selbst immer noch damit beschäftigt das Erleben für uns lebendig zu halten – und zwar so lange, bis wir es „erlöst“ haben. Mit Reiki haben wir eine Möglichkeit, uns von altem Schmerz zu befreien.
Wir senden die Reiki-Energie in unsere Vergangenheit und setzen dort einen Impuls zur Heilung.

Ablauf: Reiki in die Vergangenheit senden

- Bitten Sie darum, eine Lichtkugel füllen zu dürfen (für eine bestimmte Person oder Situation)

- Setzen Sie die Absicht, Fern-Reiki zu senden.

- Stellen Sie sich vor, wie aus Ihren Händen in eine transparente Kugel, Reiki, Liebe und Harmonie fließen

- Setzen Sie die Absicht, Mental-Reiki zu senden und sprechen Sie folgende Botschaft:
  „Gehe zu dem Zeitpunkt zurück, in dem das Ereignis stattgefunden hat, welches der Auslöser war für ... (deine Ängste vor Menschenmassen, als Bsp.) Du erkennst die Ursache … (deiner Ängste). Bearbeite dies und lasse los, bitte dein Höheres Selbst dabei um Hilfe. Du bist in Sicherheit.“

- Senden Sie die Lichtkugel zur Person, bzw. Situation in der Vergangenheit.

- Lösen Sie die Verbindung (Hände reiben, pusten) und bedanken Sie sich.

Reiki in die Zukunft senden

So wie wir Reiki in die Vergangenheit senden können, ist natürlich auch das Senden in die andere Richtung möglich – in die Zukunft. Über Fern-Reiki verbinden wir uns mit einem Ziel oder Problem, mit Verträgen oder Prüfungen.

Bei Operationen kann man darum bitten, dass sie einen guten Verlauf nehmen und die Ärzte und Krankenschwestern ihr Bestes geben. Bei Gerichtsverhandlungen kann man darum bitten, dass der Richter ein gerechtes Urteil fällen möge. Bei Problemen kann man darum bitten, dass die Lösung zum Wohle aller Beteiligten ist. Vor einer Reise kann man um gute Fahrt und Ankunft bitten.

Der Ablauf ist der Gleiche wie bei „Reiki durch die Zeit senden“, nur dass Sie die Lichtkugel mit einer anderen Botschaft füllen. Zum Beispiel: „Wenn es im Sinne des Großen und Ganzen ist, hilfst Du (die Lichtkugel) den Richtern, ein gerechtes Urteil zu fällen“.

Reiki bei Prüfungen

Wer unter Prüfungsangst leidet weiß, dass das Gelernte sich plötzlich in Luft aufzulösen scheint. Der Kopf ist leer und selbst der eigene Name will einem nur schwer einfallen. Manchmal sind es auch nur Unkonzentriertheiten, die zu „Schusselfehlern" hinreißen und ein gutes Ergebnis zunichte machen. Mit Fern-Reiki können Sie solche Situationen gezielt entschärfen.

Ablauf: Reiki bei Prüfungen

Verbinden Sie sich mittels Fern-Reiki mit dem Raum, in dem die Prüfung stattfinden soll. Sie müssen den Raum nicht vorher schon einmal gesehen haben. Stellen Sie sich einfach einen imaginären Prüfungsraum vor.

- Reinigen Sie den Raum mit Ihrem Zeichen für die Kraftverstärkung (in jede Ecke) und füllen Sie ihn mit weißem Licht

- Stellen Sie sich eine Kugel vor die Sie mit Reiki, Harmonie und Schutz füllen.

- Gebe Sie dann Mental-Reiki in die Kugel und sprechen folgende Botschaft: „Alle Menschen in diesem Raum stehen unter göttlichem Schutz. Diese Kraft ermöglicht es, dass sie gelassen, mit innerer Ruhe und großer Konzentration ihre Arbeit verrichten. Ihrem Wissen entsprechend, das abrufbereit ist schreiben (geben) sie eine sehr gute Leistung."

- Senden Sie die Lichtkugel an den Prüfungsort.
- Lösen Sie die Verbindung (Hände reiben, pusten) und bedanken Sie sich.

Reiki in Krisengebiete senden

Im traditionellen Reiki war es nicht vorgesehen, Energie in besondere Gebiete zu schicken. Durch das Fernsehen werden wir jedoch täglich mit fremdem Leid konfrontiert und möchten helfen. Was wir tun können, während wir den Bericht im Fernsehen anschauen, ist folgendes: Wir setzen die Absicht, Reiki in die Ferne zu senden. Wir bitten dann darum, dass die Reiki-Kraft zu denjenigen Menschen im Krisengebiet fließt, die sie annehmen können. Dann halten wir nur noch die Hände in Richtung Bildschirm und Reiki fließt.
Natürlich kann man auch eine Licht-Kugel mit Reiki füllen und sie an einen bestimmten Ort senden. Die Adressaten sind wieder alle Menschen, die die Energie aufnehmen möchten.

Reiki für alle Fälle

Seit 1993 praktiziere ich Reiki, und seit dieser Zeit ist die Lebensenergie aus meinem Alltag nicht mehr wegzudenken. Die meisten der in diesem Kapitel beschriebenen Übungen und Tipps, können Sie mit dem ersten Grad und den japanischen Techniken durchführen. Wie Sie Mental-Reiki im Alltag einsetzen, finden Sie am Ende dieses Kapitels.

Zu Beginn möchte ich Ihnen eine effektive Übungen vorstellen, wie Sie Reiki in den Tagesablauf integrieren können:

Morgens:
Wer seinen Kreislauf morgens nicht recht in Schwung bringt, sollte mit angewinkelten Füßen die Reiki-Atemtechnik *(siehe „Atemübung", S. 82)* ausprobieren. Für Menschen, die eine gute Vorstellungskraft haben, eignet sich auch die „Reiki-Sonne":

Übung: Reiki-Übung am Morgen

- Setzen Sie sich aufrecht auf die Bettkante oder einen Stuhl, beide Füße flach auf dem Boden, die Hände liegen locker auf den Oberschenkeln.
- Atmen Sie tief in den Unterbauch hinein.
- Stellen Sie sich vor, dass über Ihrem Kopf ein

weiß-goldenes Licht schwebt – die Reiki-Sonne.

- Spüren Sie, wie das Licht in Ihren Kopf hineinfließt und jede Zelle Ihres Körpers umspült und erhellt.

- Konzentrieren Sie sich auf jeden einzelnen Teil Ihres Körpers und spüren Sie nach, ob das Licht der Reiki-Sonne auch überallhin fließt.

- Kommen Sie mit der Aufmerksamkeit langsam wieder in die Außenwelt zurück. Stehen Sie auf und bewegen Sie Arme und Beine.

Mittags:
In der Mittagspause nach dem Essen kann man die Hände auf den Bauch legen – das hilft dem Magen und der Bauchspeicheldrüse bei der Verdauung und entspannt obendrein.
Vor dem Bildschirmarbeitsplatz empfiehlt es sich, mindestens einmal pro Stunde die Augen mit den Händen zu bedecken und Reiki fließen zu lassen:

Übung: Reiki-Übung am Mittag

- Sitzen Sie mit geradem Rücken auf Ihrem Stuhl, die Füße flach auf dem Boden (hochhackige Schuhe ausziehen).

- Atmen Sie tief in den Unterbauch hinein.

- Stützen Sie die Ellbogen auf der Schreibtischplatte ab und bedecken Sie die Augen so mit den Händen, dass die Handballen auf den Wangenknochen liegen und die Fingerspitzen locker auf der Stirn liegen.

- Lassen Sie die Reiki-Energie ca. 1-3 Minuten fließen.

Entspannung zwischendurch:
Wenn es im Job richtig stressig ist, kann man mit der Reiki-Atmung *(S.82)* wieder schnell in die eigene Mitte finden. Am besten Sie suchen sich dann für etwa 3 Minuten ein „stilles Örtchen".

Übung: Entspannung zwischendurch

- Stellen Sie sich schulterbreit mit geschlossenen Augen hin

- Die Knie leicht gebeugt, beide Hände liegen auf dem Unterbauch.

- Atmen Sie die Reiki-Energie tief in den Bauch hinein.

- Wenn Sie das Gefühl haben, dass der Bauch gut mit Energie gefüllt ist, stellen Sie sich vor, wie die Energie durch Ihre Wirbelsäule zu allen Körperteilen fließt.

Abends:
Abends auf dem Sessel oder dem Sofa legen Sie die Hände einfach auf die Stellen Ihres Körpers, an denen es Ihnen gut tut. Denken Sie auch daran, die Füße zu behandeln. Dabei darf ruhig der Fernseher oder das Radio laufen – Reiki ist das egal, es fließt einfach.

Vorbeugen mit Reiki

Die einfachste Möglichkeit, Körper und Geist dauerhaft in einem harmonischen Zustand zu halten, ist die regelmäßige Reiki-Praxis. Bei dauerhafter Anwendung wirken eigentlich alle Methoden zur Verbesserung der Gesundheit, sei es Yoga, Qi Gong, Thai-Chi oder Joggen, Schwimmen oder Walken.
Da liegt auch der springende Punkt: Erfolg stellt sich nur über die Regelmäßigkeit ein - sich nur einmal im Monat selbst mit Reiki aufzuladen, ist zu wenig.
Sie putzen sich ja auch nicht nur einmal im Monat die Zähne, um diese gesund zu erhalten. So wie die Zähne von ihrem Belag befreit werden müssen, sollten auch Körper und Aura regelmäßig energetisch gereinigt werden.

Die regelmäßige Eigenbehandlung *(vgl. Ablauf einer Eigenbehandlung, S.58)* verhilft Ihnen zu einer stabilen Gesundheitsverfassung. Selbst wenn eine Erkältung Sie erwischt, ist diese mit Reiki schon nach wenigen Tagen vorbei –

nicht erst nach zwei Wochen.
Die tägliche Eigenbehandlung ist leicht in den Alltag zu integrieren, wenn Sie sich jeden Morgen und Abend etwa 20 Minuten Zeit nehmen. Wer morgens nicht gleich nach dem Wecken aus dem Bett hüpft, kann zum Beispiel den Hinterkopf, Hals und Herz sowie den Solarplexus behandeln, während er langsam wach wird. Am Abend vor dem Einschlafen werden Bauch, Knie und Füße behandelt. Die Reihenfolge ist natürlich austauschbar – vom Prinzip her sollten alle Bereiche des Körpers einmal am Tag Reiki erhalten. Wie Sie das im Einzelnen aufteilen, ist gleichgültig. Falls Sie mit öffentlichen Verkehrsmitteln zur Arbeit fahren, können Sie dort Knie, Hüfte und Bauch behandeln.
Nutzen Sie einfach jede Gelegenheit, um sich mit der Reiki-Kraft aufzuladen: wenn Sie z.B. an der Supermarktkasse warten müssen, verschränken Sie die Hände so vor dem Körper, dass eine Hand auf dem Bauch liegt, oder Sie halten mit einer Hand den Ellbogen des anderen Arms fest. Die Lebensenergie fließt ja immer an die Stelle, an der sie benötigt wird.

Nahrungsmittel und Medikamente

Viele Menschen können manche Lebensmittel nicht essen, weil der Körper darauf mit Schmerzen reagiert (z.B. Galleschmerzen bei fettigen Speisen).
Die Verträglichkeit unseres Essens kann gesteigert wer-

den, wenn wir vor dem Verzehr das Lebensmittel ein paar Minuten mit Reiki behandeln; zusätzlich kann mit den Mental-Techniken des zweiten Grades *(vgl. „Mental-Reiki im täglichen Einsatz“, S.161)* Unverträgliches auf der Energieebene aufgelöst werden.
Dieselbe Methode kann man bei Medikamenten anwenden, um die Nebenwirkungen eines Mittels energetisch aufzulösen. Das ist natürlich ein heikles Thema – ich spreche daher bewusst von energetischer Auflösung und empfehle keine mechanische Manipulation an Medikamenten.

Reiki in der Schwangerschaft

Durch die hormonelle Umstellung während der Schwangerschaft erlebt die Schwangere oft eine emotionale und körperliche Achterbahnfahrt. Reiki wirkt hier ausgleichend und harmonisierend. Die vielen lästigen Begleiterscheinungen wie Übelkeit, Müdigkeit, Rückenschmerzen, Sodbrennen können mit Reiki wesentlich milder ausfallen, wenn sie nicht sogar ganz verschwinden.
Wenn ich eine werdende Mutter mit Reiki behandele, erscheint es mir stets so, als ob die Reiki-Energie um den Embryo herum fließe – denn er ist ja nicht gemeint.
Der Embryo erhält die Energie über die Nabelschnur zugeführt.
Manche Kinder werden im Bauch ganz ruhig, wenn die Mama Reiki bekommt, andere hingegen machen „ein

Tänzchen". Da sieht man wohl schon den Charakter des kommenden Erdenbürgers.

Natürlich dürfen Schwangere auch selbst Reiki übertragen - ich selbst habe bis zum 7. Monat Reiki-Seminare geleitet, so lange, bis mein Bauch einfach zu dick war und ich nicht mehr lange am Stück sitzen konnte. Heute habe ich ein wunderbar ausgeglichenes Kind – ein Grund ist sicher auch, dass es von Anfang an Reiki bekommen hat.

Kinder und Reiki

Kleine Kinder lieben Reiki. Sie wissen intuitiv, dass hier eine Kraft fließt, die ihnen gut tut. Sie müssen intellektuell nichts darüber wissen. Mein Mann und ich haben unserer Tochter als sie klein war (bis 6 Jahre) nie gesagt, was das ist, was wir da machen. Wir legten ihr einfach die Hände auf, wenn sie Bauchweh hatte, hingefallen war oder nachts einen Alptraum hatte. Ohne Pathos, ohne große Geste – eben ganz selbstverständlich.

Wenn im Haus von Reiki-Praktizierenden kleine Kinder sind, werden sie diese Gabe ganz automatisch entwickeln, genauso wie sie laufen und sprechen lernen, wenn in ihrer Umgebung gelaufen und gesprochen wird. Meine Tochter legte im Kindergarten ihren Freundinnen auch die Hände auf, wenn diese hingefallen waren. Als sie in die 1. Klasse ging, sagte sie einmal zu mir: „Mama, wenn ich sehe, dass sich eine Freundin weh getan hat, bekomme ich ganz heiße Hände". Mich überraschte, dass wohl sogar Fern-Reiki funktioniert, obwohl wir nie ernsthaft darüber gesprochen haben. Ich sehe daher keine Notwendigkeit, kleine Kinder in Reiki einzuweihen, lieber sollten die Eltern Reiki erlernen und diese Fähigkeit ihren Kindern einfach vorleben.

Sind die Kinder allerdings schon älter (etwa ab 6-7 Jahren), ist ihr intuitives Erkennen möglicherweise schon recht eingeschränkt - z.B. durch die Schule und den Einfluss der verstandesorientierten Gesellschaft insgesamt. Dadurch ist es schwieriger, das unbewusste Talent zur Selbstheilung noch zu aktivieren. Der Kanal, durch den die Energie fließt, könnte schon verkümmert sein.
Hier sollte sich der Reiki-Lehrer ganz auf seine geschulte Intuition verlassen und dem Kind den Reiki-Lernstoff auf die Weise anbieten, die es leicht aufnehmen und begreifen kann.

Elterntipp: Einschlafen

Kinder finden abends oft schwer zur Ruhe. Das Erlebte vom Tag will verarbeitet werden. Viel zu viele Eindrücke sind „hinein gerauscht": Der Tag im Kindergarten, in der Schule, Nachmittagstermine, Fernsehen, Computerspiele, etc. Und jetzt soll das Kind einfach den Hebel umschalten und von Aktivität zu Passivität wechseln. Die Aktivitätsphase sollte langsam der Ruhephase weichen. Da hel-

fen abendliche Rituale, gedämpftes Licht im Kinderzimmer, ein ruhiger Erwachsene, der sich Zeit nimmt, eine Gute-Nacht-Geschichte und...Reiki. Beim Kuscheln, dem Geschichte-vorlesen darf man Reiki einfach fließen lassen. Klappt es dann noch nicht mit dem Ruhigerwerden, hat sich bei meiner Tochter folgende Handposition bewährt:
Eine Hand liegt auf der Stirn, die andere liegt so, dass Herz und Solarplexus gleichzeitig erreicht werden.
Diese Handposition ist auch hilfreich, wenn das Kind in der Nacht aus einem Alptraum aufschreckt. Oder eine andere Variante: pusten Sie den Alptraum einfach von der Stirn des Kindes weg *(siehe auch „Reiki-Atem", S. 90)*.

Wenn das Kind beim Einschlafen das Gefühl hat, das Bett wackelt (verursacht durch Kreislaufprobleme, mentale Erschöpfung), legen Sie eine Hand auf die Fußsohlen und die andere auf die Stirn (geht natürlich nur bei kleinen Kindern) – das stabilisiert Körper und Geist.

Weitere Elterntipps

Was uns Erwachsenen oft als Lappalie vorkommt, verursacht bei Kindern oft einen großen Schreck, manchmal sogar ein Trauma: Stolpern, Hinfallen, ein Hund bellt unvermittelt, ein Auto hupt... Damit aus dem Schreck keine dauerhafte Angst/Störung wird bzw. damit die Nachtruhe nicht leidet, habe ich folgenden Tipp: Wenden Sie sofort ruhig Ihre volle Aufmerksamkeit dem Kind zu,

legen Sie eine Hand auf die Brust und die andere direkt gegenüber auf den Rücken. Erklären Sie nichts, sondern benennen Sie das Gefühl des Kindes („das war aber ein Schreck!“) und bitten Sie Ihr Kind den Schrecken fest auszupusten.
Wenn das Kind sehr ruhig wirkt, dabei aber blass ist und weit offene Augen hat, steht es eindeutig unter Schock. Wenn es zu zittern beginnt, entlädt sich die innere Spannung. Dann sollte man das Kind nicht ablenken, um diesen Prozess nicht zu unterbrechen. Ihre Aufgabe dabei ist: achtsam bei Ihrem Kind sein und wenn die Spannung nachlässt behandeln Sie Hinterkopf und Herz, Solarplexus und Rücken.

Die Brust-Rücken-Position ist auch sehr tröstlich bei Trauer und Angst. Am besten sitzt das Kind dabei auf Ihrem Schoß. Überhaupt ist natürlich der enge Körperkontakt mindestens genauso wichtig wie das Reiki-Geben.

Säuglinge und Kleinkinder haben oft Bauchweh und Zahnschmerzen. Zur Unterstützung der einschlägigen homöopathischen oder allopathischen Schmerzmittel ist Reiki ein wahrer Segen.
Nehmen Sie Ihr Kind in den Arm und legen Sie die freie Hand auf die schmerzende Stelle bzw. halten Sie die Hand etwas darüber. Auch hier kann man den Schmerz wieder wegpusten. Das gelingt umso besser, je geschulter die eigene Vorstellungskraft ist

Schock / Traumata

Unter einem schockierenden Erlebnis verstehe ich die Verwicklung in einen Autounfall, Zeuge eines Verbrechens werden, Zeuge von Naturgewalten, Bedrohung der eigenen Person, Tod eines nahestehenden Menschen. Solch ein traumatisierendes Erlebnis hat im Energiesystem des Menschen eine ähnliche Wirkung wie ein Blitzeinschlag. So wie bei einem Blitzeinschlag die Leitungen durch Überspannung verschmort sind und der Strom nicht mehr fließen kann, geschieht bei einem Schock Ähnliches im Körper. Die Energiebahnen sind in ihrer Funktion beschädigt und können die Energiezentren (Chakren) nicht mehr ausreichend mit Energie versorgen. Die Schamanen sprechen in diesem Zusammenhang von Seelenanteilen, die herausgeschleudert werden. Das Erleben der eigenen Person ist gestört. Das zeigt sich in einem Gefühl der Unwirklichkeit, man hat das Gefühl „neben sich zu stehen" ist nicht ganz „da", man fühlt sich nicht mehr vollständig, ist nur noch zu Routinetätigkeiten fähig.

Die adäquaten Gefühle sind sozusagen im Schock „eingefroren" und die Person erstarrt - ähnlich wie ein Meerschweinchen, das vor Angst starr wird. So wie das Tier sich nach Beendigung des Schocks schüttelt und die Emotion dadurch zu Ende führt, sollte auch eine traumatisierte Person ihre Gefühle vollständig erfahren.

Wichtig ist, dass man die scheinbare Ruhe des Traumatisierten nicht fehlinterpretiert.

„Erste Hilfe" Handpositionen bei Schock:

- Hände auf die Schultern
- Stirn und Thymusdrüse (unterhalb des Halses)
- Solarplexus – Bauch und Rücken
- Wenn der „Patient" selber zur Mitarbeit in der Lage ist, sollte er die Reiki-Atmung benutzen, um sich zu stabilisieren *(siehe S. 82)*.

Ein nicht verarbeitetes traumatisches Erlebnis hat Monate und Jahre später noch Auswirkungen auf die eigene Wahrnehmung und das Verhalten. „Beispiele für sekundäre Symptome sind etwa: Panik-Attacken, Ängste, Phobien, Rückblenden (Flashbacks), übertriebene Schreckreaktionen, extreme Licht- und Geräuschempfindlichkeit, Alpträume, nächtliche Angstattacken, Vermeidungsverhalten ..." *(vgl.* [25]*, S. 106)*

Mit der Mental-Technik des zweiten Grades können die blockierten Bahnen befreit und die Energiezentren wieder aktiviert werden. Das mag sich einfach anhören, erfordert jedoch eine längere Praxis in den Techniken des zweiten Grades und reicht in die Bereiche des spirituellen Heilens hinein.

Fühlt man sich Wochen nach einem traumatischen Erlebnis trotz täglicher Eigenbehandlung mit Reiki immer noch desorientiert und „sonderbar", sollte man die Hilfe eines spirituellen Heilers oder eines Trauma-Therapeuten in Anspruch nehmen.

Reiki bei schweren Erkrankungen

Bei schweren Erkrankungen wie etwa Krebs, Aids, Herzinfarkt ist die allopathische Medizin oft ein lebensrettendes Werkzeug, um den Körper zu erhalten und Schmerzen zu lindern. Reiki ist für mich ein spirituelles Werkzeug mit ganzheitlicher Grundlage, das den Menschen von der Seele her heilen kann – und dann sind auch aus medizinischer Sicht unerklärliche Heilungen möglich *(siehe auch Fallbeispiele S. 165)*.

Ich bin überzeugt davon, dass jede schwere Erkrankung auch von psychischen Verletzungen, destruktiven Denkmustern und unerlösten Themen der Familie ursächlich ausgelöst wird. Dabei kann die auslösende Ursache Jahrzehnte in der Vergangenheit oder sogar in früheren Inkarnationen liegen. Für die Seele und unser Unterbewusstsein ist das gleich, sie kennen kein Gestern.

Reiki-Behandlungen können jede Art der medizinischen Therapie begleiten. Der Kranke erhält mit Reiki die Gelegenheit, die tiefer liegende Ursache für seine Erkrankung zu erkennen. Die Erkenntnis ist dann schon der erste Schritt auf dem Weg zur Selbstheilung. Liebevolle Annahme des Geschehens und das Lösen aller noch hem-

menden Muster, können schließlich die Seele und dann auch den Körper heilen. Davon bin ich überzeugt.
Spirituelle Werkzeuge sind dabei auch das Familienstellen[21], Reinkarnationsarbeit[20], Clearing, Kunsttherapie, Tipping-Methode[22] und dergleichen mehr.
Menschen, die durch eine schwere Erkrankung sehr geschwächt und oft auch emotional „verstockt“ sind, können mit regelmäßigen Reiki-Behandlungen womöglich soweit stabilisiert werden, dass sie sich für weitere psychologische oder spirituelle Methoden der Heilung öffnen können.

Jeder, der schon einmal eine Reiki-Behandlung bekommen hat weiß, wie überaus entspannend die Energie-Gabe ist. Vom medizinischen Standpunkt aus wissen wir, dass sich das Immunsystem regenerieren kann, wenn der Mensch sehr entspannt ist und dass es die Arbeit einstellt, wenn der Mensch unter Stress steht.

Auch Menschen, deren Erkrankung schon sehr weit fortgeschritten ist, profitieren von Reiki-Behandlungen:
Nach meiner Erfahrung verbessert sich die Lebensqualität aufgrund der starken Zufuhr von Lebensenergie, und Schmerzen werden gelindert.
Und gegen Ende des Lebens kann Reiki zu einem sanften Übergang von einer Welt in die andere führen.

Reiki und Sterbebegleitung

Was viele Reiki-Praktizierende nicht wissen: die Reiki-Energie hilft auch den Sterbenden und kommt auch bei den Verstorbenen an.
Die meisten Menschen haben Angst vor dem Tod. Das ist erst mal natürlich, denn wir wissen nicht, was uns auf der anderen Seite erwartet. Gerade Menschen, die sich nicht auf das Sterben, auf die eigene Endlichkeit vorbereitet haben, kämpfen oft tage- oder wochenlang mit dem Tod. Sie können das irdische Leben nicht loslassen - zu groß ist die Angst vor dem Unbekannten.
Wenn Sie so einen Menschen zu Hause oder im Krankenhaus besuchen, können Sie einfach helfen. Halten Sie einfach die Hand des Sterbenden - wenn es sein muss, auch eine Stunde lang. Die Energie wird dorthin fließen, wo der Mensch sie am meisten benötigt; meist wird einfach die Angst vor dem Sterben aufgelöst. Sprechen Sie ein Gebet, indem Sie die himmlischen Kräfte bitten, diesem Menschen den Abschied zu erleichtern. Ihr Gebet wird ankommen.

Tadao Yamaguchi, der Lehrer des Jikiden Reiki (traditionelles japanisches Reiki) erklärt in seinem gleichnamigen Buch[2], dass man es über die Ferne erkenne, wenn ein Mensch gestorben sei, weil dann keine Reiki-Energie mehr zu ihm fließe. Meine Reiki-Schüler und ich haben allerdings andere Erfahrungen gemacht - möglicherweise liegt dies daran, dass „die andere Seite“ heutzutage weniger von uns getrennt ist als noch vor Jahrzehnten: Verstorbene sind nämlich durchaus empfänglich für Reiki, und zwar gerade in der Phase der ersten Orientierung in der astralen Welt und der Lebensrückschau. Da alle starken Gefühle den Verstorbenen erreichen – seien sie nun aufbauend oder niederziehend – fühlen sich Verstorbene durch die anhaltende Verzweiflung und den großen Kummer ihrer Angehörigen oft am Weitergehen gehindert. Sie sind dankbar für liebevolle Energie und Unterstützung bei der Aufarbeitung ihres abgeschlossenen Erdenlebens. *(vgl.* [14]*)*

Reiki bei Tieren

Auch Tiere sprechen gut auf jede Art von Reiki an, vom Elefanten bis zum Fisch. Und domestizierte Tiere wie Hunde, Katzen oder Tiere in Käfighaltung (Zoo) haben durch Umweltgifte und den nicht artgerechten Lebensraum besonders oft große Energiedefizite. Ein vitales Tier wird an einer Reiki-Gabe kein Interesse haben, aber ein krankes Tier wird bei respektvoller Kontaktaufnahme die Lebensenergie gerne für sich nutzen.

Tiere, die dem Menschen besonders nahe stehen (Pferde, Hunde, Katzen), spiegeln oft die Themen ihrer Besitzer wider: Drückt dem Herrchen etwas schlimm auf den Magen, hat sein Hund womöglich chronische Verdauungsprobleme, und das Pferd einer Halterin, die sich zu viel aufbürdet, hat vielleicht Rückenprobleme.

Unsere Haustiere lieben uns ohne Vorbehalt und möchten uns gerne etwas abnehmen. Hierbei nehmen sie eigene Krankheiten und im Extremfall sogar den eigenen Tod in Kauf.

Einem kranken Tier darf man eine Reiki-Behandlung geben, denn wenn es dem Tier unangenehm ist, wird es von selbst wegrutschen. Legen Sie die Hände einfach auf die betroffenen Stellen seines Körpers auf. Haben Sie die schmerzende Stelle nicht genau getroffen, wird es ebenfalls unter Ihren Händen in eine Position rutschen, die optimal ist.
Mit der Mental-Technik des zweiten Grades kann man wie bei den eigenen Organen *(siehe S.126)* mit dem Bewusstsein des Tieres Kontakt aufnehmen und nach dem Grund für seine Krankheit fragen. Die Tierkommunikation wendet diese Methode an.

Anwendungsbeispiele bei Tieren:

Verdauungsbeschwerden: Trinkwasser energetisch aufladen (Wasserschale in den Händen halten und Reiki einfließen lassen); das Futter (ohne Zucker und Geschmacksverstärker) energetisieren; den Bauch des Tieres und den Kopf behandeln. Mit Mental-Reiki des zweiten Grades nach der Ursache der Beschwerden fragen und eine Affirmation senden.

Gelenkbeschwerden: Viele Hunde haben durch Überzüchtung chronisch schwache Gelenke – hier sollte wirklich regelmäßig Reiki gegeben werden; das vermeidet, dass sich Gelenke entzünden und schmerzen.

Unfälle: Katzen werden angefahren, Hunde haben sich im Kampf mit Artgenossen verletzt. Jetzt gilt es, dass Wunden und Brüche schnell verheilen. Auch hier unterstützt eine regelmäßige Reiki-Behandlung den Heilungsprozess.

Selbstverständlich unterstützen auch homöopathische Mittel das Tier beim Gesundwerden – Ihr Tierheilpraktiker kann Ihnen hier weiterhelfen.

Reiki für Pflanzen

Wenn Sie Sämlinge oder Stecklinge vor dem Auspflanzen mit Reiki behandeln, keimen sie besser und schneller - und machen allgemein einen robusten Eindruck. Dafür brauchen Sie die Samen nur wenige Minuten in den Händen halten, bevor Sie sie einpflanzen.
Machen Sie doch mal einen kleinen „Feldversuch“: wenn Sie das nächste Mal etwas säen, geben Sie der Hälfte des Saatgutes Reiki, die andere Hälfte säen Sie ohne Reiki ein. Bei meinen Buschbohnen sah man den Unterschied wirklich mit bloßem Auge. Reiki wirkt bei regelmäßiger Anwendung wie Dünger – Schnecken vertreibt es leider nicht.
Natürlich kann man auch das Gießwasser mit Reiki energetisch aufladen. Das hilft der Pflanze, die Nährstoffe

aus Boden, Wasser und Luft optimal aufzunehmen.
Wenn Sie länger Freude an Ihren Schnittblumen haben möchten, energetisieren Sie das Wasser mit Reiki. Dazu brauchen Sie nur kurz die Hände an die mit Wasser gefüllte Blumenvase halten und Reiki fließen lassen.

Reiki kombinieren

Ob jemand nun als Physiotherapeut arbeitet, als Kosmetikerin oder Frisör – die Reiki-Kraft wird automatisch überall dabei sein, wo Sie andere Menschen „berühren". Und wahrscheinlich werden die meisten Ihrer Kunden den Unterschied spüren.
Reiki lässt sich wunderbar mit anderen spirituellen Heilmethoden kombinieren, seien es Edelsteine, Farbessenzen, Düfte oder dergleichen mehr. Auch zu Körpertherapien wie Shiatsu oder Osteopathie passt Reiki wie Zucker und Zimt. Reiki ist eben ein spirituelles Grundnahrungsmittel – ein Basic.
Wie genau sich Reiki mit anderen Methoden kombinieren lässt, finden Sie gut beschrieben in dem Reiki-Klassiker von Paula Horan „Die Reiki-Kraft" [19].

Kochtipp:
Wie wäre es, wenn Sie eine Mahlzeit mal ganz bewusst mit der feinen Zutat „Reiki" zubereiten? Geben Sie es bei allen Arbeitsschritten mit dazu und lassen Sie sich vom Ergebnis überraschen. Guten Appetit!

Mental Reiki im täglichen Einsatz

Mit Mental-Reiki können wir auch mentale Felder außerhalb des menschlichen Körpers beeinflussen, sei es mit Affirmationen oder durch das Entfernen negativer Informationen. Denn da ja alles aus schwingender Energie besteht, liegt es nahe, auch materielle Energie mit mentaler Energie zu beeinflussen.

Dass diese Methode auch im Alltag funktioniert, zeigt folgende Anekdote:
Als ich gerade die Technik des Mental-Reiki gelernt hatte, erlebte ich in der U-Bahn die Kraft dieses geistigen Werkzeugs. Mir saß ein Mann gegenüber, der an seiner Zigarettenpackung nestelte. Ich dachte zunächst: „Fang jetzt bloß nicht an, dir eine anzuzünden“, aber dann hatte ich die Idee, der Zigarette eine Affirmation zu verpassen. Sie lautete: „Du schmeckst wie Stroh.“ Der Mann zündete die Zigarette an, zog ein-zweimal daran, machte ein angewidertes Gesicht und drückte die Kippe aus. Natürlich hätte ich das nicht tun sollen, schließlich habe ich ungefragt einem Mann das Rauchen vergällt. Lustig war es trotzdem. Aber bitte nicht nachmachen.

Medikamente und Nahrungsmittel

Medikamente und Nahrungsmittel kann man ebenso wie Zigaretten energetisch beeinflussen. Medikamenten kann man die Affirmation senden „Du bist frei von Nebenwirkungen“. Nahrungsmittel kann man von Schadstoffen befreien. Dazu stellt man sich vor, wie die unverträglichen Stoffe das Lebensmittel verlassen, dabei ist der Ablauf ähnlich wie bei der Übung zum Löschen von Zellinformationen. Diese Art der Manipulation ist nicht immer erfolgreich. Aber bevor ich zu sehr unter Nebenwirkungen eines Medikamentes leide, das ich einnehmen muss, probiere ich es lieber aus.

Ablauf: Nebenwirkungen löschen

- Bitten Sie darum, Kanal für die Reiki-Energie zu sein.
- Nehmen Sie das Medikament oder Nahrungsmittel in die Hand.
- Nehmen Sie mit dem Mental-Feld des Medikamentes oder Lebensmittels Kontakt auf.
- Bitten Sie nun darum, dass alle energetischen Informationen, die in ihrem Körper Nebenwirkungen verursachen, JETZT entfernt werden.
- Finden Sie für Ihre Vorstellung ein starkes Bild, das diesen Vorgang verbildlicht und führen Sie mit der Hand auch eine abstreifende Handbewegung aus.
- Füllen Sie die entstandene Lücke mit göttlicher Energie auf.

Edelsteine programmieren

Bei Edelsteinen eignen sich besonders Quarze wie Bergkristall, Amethyst und Rosenquarz für „Programmierungen". Dazu nimmt man den gereinigten Stein für einige Minuten in die Hand und lässt Energie einfließen. Dann fragt man „nach oben", ob man diesen Stein programmieren darf. Hat man intuitiv ein Ja erhalten, geht es folgendermaßen weiter: Mit der Absicht, Mental-Reiki einzusetzen, sagen Sie z.B.: „Ich bitte darum, dass ich diesen Stein mit folgender Botschaft programmieren darf: „Du hilfst ...(Name), sich beim Zahnarzt gelassen und ruhig behandeln zu lassen."

Den Stein kann der Zahnarztpatient einfach in der Hosentasche bei sich tragen, und die Botschaft kann von dort aus wirksam werden.

Wasser programmieren

Wasser ist ein guter Informationsträger. Es speichert Energien und verändert dabei sogar seinen Geschmack.

Probieren Sie es doch einfach aus:

Füllen Sie zwei Gläser mit Leitungswasser. Eines davon nehmen Sie in die Hand, lassen Reiki einfließen und bitten dann mit Mental-Reiki darum, dass alle negativen Informationen aus dem Wasser gelöscht werden. Dabei denken Sie positive Worte wie Liebe, Frieden oder Harmonie. Dann trinken Sie jeweils etwas aus beiden Gläsern und testen den Geschmack.

Bei leichter Magenverstimmung – gleichgültig ob Mensch oder Tier - hilft nach meiner Erfahrung lauwarmes Wasser, das mit Mental-Reiki behandelt wurde. Dabei reinigen Sie erst das Wasser wie oben beschrieben und laden es dann mit Reiki auf (Kraftverstärkung benutzen). Dann geben Sie dem Wasser noch eine hilfreiche Information, zum Beispiel: „Du beruhigst den Magen“.

Elektrische Geräte programmieren

Elektrische Geräte bestehen im Grunde ja auch nur aus Energie. Aus diesem Grund kann man sie auch mit Mental-Reiki ansprechen. Ein Beispiel: Mein CD-Player mag nicht jede CD, manche spielt er einfach nicht ab. Im Display erscheint ERROR. Die mentale Reinigung und die Botschaft „Du spielst diese CD jetzt ab“ scheint der Player zu verstehen, denn er macht anschließend anstandslos seine Arbeit.

Auch meinen alten Drucker konnte ich nach gutem Zureden davon überzeugen, die Reiki-Urkunden für meine Schüler ohne Geschmiere auszudrucken.

Probieren Sie es einfach aus.

Mentales Reinigen für Fortgeschrittene

Mit einiger Übung ist es möglich, etwas zu reinigen (Stein, Wasser, Essen), ohne dabei an etwas Anderes zu denken als an die konzentrierte Absicht:

Nehmen Sie z.B. ein Glas Wasser in die Hand und schauen es an. Die konzentrierte Absicht setzt die mentale Kraft in Gang. Mental-Reiki strömt aus dem Stirnchakra, fließt durch den Gegenstand und nimmt alle negativen Energien mit sich fort.

Fallbeispiele

Um zu zeigen, wie man die klassische Reiki-Behandlung mit den Techniken des zweiten Grades kombinieren kann und welche Erfolge dadurch möglich sind, im Folgenden drei einfache Beispiele aus meiner Reiki-Praxis.

Bandscheibenvorfall

Frau S. kommt mit einem Bandscheibenvorfall (Befund: mediolat. Prolaps in L5 /S1 mit Bedrängung der Wurzel S1 re) zu mir. Sie war beim Neurologen, es wurde ein „CT" gemacht; sie hat schmerzstillende Spritzen und Verhaltensmaßregeln erhalten. Sitzen und Bücken ist unmöglich. Der gesamte Körper ist durch die Schmerzen sehr verspannt. Nun möchte sie bei mir mit einer Reiki-Sitzung etwas Entspannung und Linderung der Schmerzen erhalten.

Der Rücken fühlt sich für meine Hände sehr „aufgeregt" (kribbelig) an, daher frage ich ihn mit Mental-Reiki, was denn los sei. Seine Antwort „Ich kann das nicht mehr tragen, das ist zu viel für mich". Nach der Behandlung frage ich Frau S., was sie denn in ihrem Leben Schweres zu tragen habe. Sie erzählt mir von ihren finanziellen und beruflichen Problemen und erkennt selber die Verbindung zu ihrem Rücken. Ihr wird klar, dass ihr Rücken nur dann schnell gesunden kann, wenn sie in ihrem Leben die (auch emotionale) Belastung reduziert und außerdem lernt, sich für ihre eigenen Belange einzusetzen.

Im Laufe einiger Behandlungen verringern sich die

Schmerzen zusehends. Während der Behandlung fließen manchmal auch Tränen (emotionale Reinigung).
Der behandelnde Neurologe ist überrascht über ihre Kraft und Beweglichkeit im rechten Bein, denn laut CT-Bild dürfte sie dazu gar nicht in der Lage sein.
Um den Heilungsprozess des Rückens weiter zu beschleunigen, geht sie parallel zu den wöchentlichen Reiki-Sitzungen, zur Krankengymnastik und zu einem Osteopathen.

Ich erkläre Frau S. wie sie mit einer Visualisierungs-Übung *(siehe weiter oben: Die Vorstellungskraft schulen)* ihren Körper bei der Heilung unterstützen kann: Sie soll sich bildlich vorstellen, wie sie an Weihnachten mit ihrer Familie fröhlich und schmerzfrei vor dem Tannenbaum auf dem Teppich sitzt und ihren Sohn beim Geschenke-Auspacken beobachtet. Ich weise sie darauf hin, wie wichtig es ist, das Bild mit einer passenden Emotion abzuspeichern. Des Weiteren soll sie ihrem Rücken sagen, dass sie daran glaubt, dass er die Kraft hat, sich selbst zu heilen *(siehe: Mental-Reiki für Organe, S.126).*

Nach der Behandlung steigt Frau S. von der Liege, geht in die Hocke und kniet sich hin, um ihre Turnschuhe anzuziehen und zuzubinden und erzählt mir währenddessen etwas. Als sie beim zweiten Schuh angekommen ist, wird ihr gewahr, was sie tut – und sie unterbricht sich mitten im Satz und sagt: „Andrea, was mach´ ich hier gerade? Ich *kann* mir doch gar nicht die Schuhe binden!"
So schnell kann es manchmal gehen.

Chronische Darmentzündung

Frau B. leidet seit Jahren unter einer chronische Darmentzündung (Colitis ulcerosa). Sie belegt bei mir einen Reiki-Kurs und behandelt sich dann jeden Tag selbst. Ihrem Bauch geht es besser, aber die Entzündung ist immer noch da. Bei einer Reiki-Behandlung von mir kommen wir an den Auslöser der Erkrankung: ein traumatisches Erlebnis in der Kindheit. Mit den Techniken des zweiten Grades wird dieses Erlebnis aus den Zellen gelöscht. Nach der Sitzung sagt Frau B., dass etwas komisch wäre: Sie könnte ihren Bauch nicht fühlen. Ich musste ihr erklären, dass man einen gesunden Körperteil auch nicht spürt.

Eine Nachuntersuchung beim Internisten einige Zeit später ergab, dass ihr Darm völlig in Ordnung war, noch nicht einmal Narben waren zu sehen.

Tierhaar-Allergie

Frau D. leidet seit Jahrzehnten an einer Allergie gegen Pferde- und Hundehaare. Sie bekommt in der Nähe dieser Tiere Hautausschlag und Atemnot.

Ich nehme mit Mental-Reiki Kontakt mit ihrem Unterbewusstsein auf und frage nach der Ursache für die Allergie. Vor meinem geistigen Auge sehe ich das Bild einer Treibjagd (viele Pferde und Hunde sind dabei) die aber kein Wild jagen und töten, sondern einen Menschen. Ich teile ihr behutsam das Bild mit und frage, ob sie dazu ein Gefühl hat. Sie reagiert körperlich mit Atemproblemen,

emotional mit Trauer. Ich bitte (vereinfacht dargestellt) um die passende Reiki-Energie, damit dieses Bild heilen kann.
Einige Minuten später berichtet Frau D., sie habe einen Pferdegeruch in der Nase, aber dieser sei nicht unangenehm.

Drei Tage später sitzt Frau D. mit anderen Reiki-Schülern und einem Schäferhund-Mischling in meinem Reiki-Seminar. Weder Hautausschlag noch Atemnot stellen sich ein.

Meisterschaft leben

Bei der Einstimmung in den ersten Reiki-Grad werden wir mit der *Ausstrahlung* der Quelle verbunden – mit der Reiki-Kraft *(siehe Grafik auf S. 11)*.
Bei der Einstimmung in den Meistergrad entsteht eine Verbindung mit der *Quelle selbst.*

Die Meister-Ebene im Reiki-System beinhaltet zwei Bereiche, und diese stehen miteinander in Verbindung. Zum einen kommt der Meister-Schüler in eine stabile Verbindung mit der Quelle (Gott, Schöpfung), zum anderen wird in ihm selbst die „Empfangsstation" für die Segnungen der Quelle ausgebaut. Damit erweitert sich noch einmal die Intuition, das Vertrauen in die Schöpfung wächst, und der Same wird größer, um die Einheit mit allem-was-ist zu erfahren.

Mit dem Fortschreiten der persönlichen Entwicklung wird die Verbindung zu unserer Seele immer deutlicher spürbar. Wir legen unseren Entscheidungen nicht länger nur verstandesgeprägte Argumente zu Grunde, sondern hören immer öfter auf die leise Stimme unserer Seele. Und wenn wir auf die Seele hören, wird sie immer öfter Impulse an uns senden, die unserem spirituellen Wachstum dienen. Das Ziel dieser Entwicklung ist eine dauerhafte Verbindung mit der Quelle - die Reiki-Tradition nennt dies das „Große Licht". Diese Verbindung ist in ihrer vollkommenen Form nichts anderes als die Erfahrung der Ganzheit bzw. des Erwachens in die Einheit.

Zunächst besteht die spirituelle Aufgabe des Reiki-Meisterschülers darin, das Bewusstsein soweit zu klären und zu heben, dass er die Einheit seiner selbst erkennt und leben kann. Er wird sich immer mehr seiner unbewussten Prägungen bewusst, seiner bewussten Identifikation mit dem Ego und seines höheren Selbstes.
Damit einhergehend tauchen auch Fragen auf: Wer bin ich? Woher komme ich? Was hat mich geprägt? Wie erlange ich Frieden und Freiheit?

Der Meistergrad steht am Beginn eines Weges und ist keinesfalls das Ende. Sicher hat man durch Arbeit an sich selbst, durch das Lösen von Blockaden, durch das Anschauen und Klären hemmender Strukturen schon einiges bearbeitet und erkannt. Doch mit der Meister-Ebene betritt man einen neuen Weg der Selbsterkenntnis. Die Einweihung in den Meister-Grad bringt:

- Stabilisierung der Intuition
- nochmalige Verstärkung der Reiki-Kraft
- Lösung von negativen Informationen in Körperzellen und Aura
- Kontakt mit der Ebene der inneren Weisheit
- die grundsätzliche Befähigung andere Menschen für die Reiki Kraft zu öffnen.

Ein einfacher Schlüssel, um nach der Einstimmung durch den Reiki-Lehrer die Verbindung mit der Meister-Ebene des Reiki herzustellen, ist - wie beim zweiten Grad - **die Absicht.**

Durch die Einweihungen in den Reiki-Meistergrad erfahren Sie wieder eine enorme Erhöhung der Energie. Wie schon im Reiki-Aufbaukurs wirkt diese jedoch subtiler und auf einer höheren Ebene (vergleichbar etwa mit den LM-Potenzen in der Homöopathie).

Das Meistersymbol

Dai Ko Mio, gesprochen [Dai ko´mjo] - Bedeutung des Zeichens: Das Große Licht „Ich und das Große Licht sind EINS."

Die Einstimmung in die Meisterebene bringt den Reiki-Schüler mit seiner eigenen Göttlichkeit, mit seinem Höheren Selbst in Verbindung. Wir können diese Verbindung durch unsere Absicht aktivieren. Der Erfolg: wir fühlen uns mehr in unserer Mitte, sind im Frieden mit uns selbst. Diese Zentrierung hat zur Folge, dass uns Störungen von Außen nicht mehr aus der Bahn werfen. Mit der Verbindung zu unserem höheren Selbst ist auch unsere Intuition stärker als sonst, und wir können damit handeln, wie es für uns am besten ist.

Die Themen des Meister-Grades

„Erkenne, dass du Schöpfer deiner Realität bist, erkenne, dass du Teil des wundervollen Ganzen bist."

Die Energie-Erhöhung, die sich bei der Meister-Einweihung vollzieht, setzt verschiedene Heilmechanismen in Gang:

1. Auf der **körperlichen Ebene** harmonisieren sich die verschiedenen Kreisläufe: Stoffwechsel, Hormone, Blut. Belastende Stoffe werden ausgeschieden.
2. Auf der **seelischen Ebene** findet eine Ausrichtung auf die seelischen Ziele für die Person statt. Unser Höheres Selbst weiß natürlich, mit welchen Aufgabenstellungen wir diese Inkarnation begonnen haben, und es kennt auch unseren beabsichtigten Lebensweg. Im Laufe unseres Lebens lassen wir uns oft von den „Umständen" mitreißen und sind gar nicht mehr dort, wo wir ursprünglich hin wollten. Wir meinen, bestimmte Dinge tun zu müssen, weil Familie oder Gesellschaft es zu erwarten scheinen. Und diese vermeintlichen Erwartungen haben uns einen anderen Weg einschlagen lassen als den, den unsere Seele für uns vorgesehen hat. Mit der Verbindung zu unserer Meisterebene richten wir uns wieder auf unser „wahres Ziel" aus und können alte Vorstellungen loslassen.

3. Auf der **emotionalen Ebene** werden vergangene, negative Einschätzungen und Erlebnisse verarbeitet und sozusagen „entschuldigt". Jesus heilte, indem er auf spiritueller Ebene die *Schuld* * nahm und uns wieder an den göttlichen Strom der Liebe (an das Große Licht/ die Einheit) anschloss. Frei von Schuld können wir die Gefühle von Getrenntheit loslassen. So ist auch der Satz in der Bibel über Christus zu deuten: „Er nahm all unsere Sünden auf sich".

Nachdem sich der Schüler seiner eigenen Einheit und Verbundenheit bewusst geworden ist – also das ICH BIN in sich erkannt hat, kann er den nächsten Schritt gehen: Die bewusste Verbindung mit Allem-Was-Ist.
Das Gefühl tiefer Verbundenheit mit allem Lebendigen Sein wird am Anfang nur für kurze Augenblicke (Sekunden) aufflackern.

Womöglich haben Sie solch einen Moment selbst schon erlebt, zum Beispiel während einer Reiki-Behandlung oder bei einem einsamen Spaziergang in der Natur. In diesem Zustand sind wir frei von den Gängelungen des Egos (das sich immer getrennt sieht).

---

* Den Begriff Schuld verwende ich hier in einem spirituellen Kontext: als unsere Seele die Einheit verlassen hat und Trennung erlebte, fühlte sich der Mensch von Gott verlassen und gab sich die Schuld dafür. Von diesem und allen folgenden Irrtümern darf der Mensch sich befreien: „Du bist frei von aller Schuld."

Die Ebene des Eins-Seins kann man theoretisch nach der Meister-Einweihung bewusst mit dem eigenen Schlüssel betreten. Aber seien Sie nicht ungeduldig, es ist sehr wahrscheinlich, dass sich dieser Bewusstseinszustand erst nach Jahren spiritueller Praxis einstellt.
Zu Usuis Lebzeiten wurde das Meister-Symbol hauptsächlich zur Meditation, also zur Selbsterkenntnis verwandt.

In der Arbeit mit anderen Menschen hat der Meistergrad noch eine andere heilsame Funktion: Ich verbinde mich vor einer spirituellen Heil-Sitzung mit meiner eigenen göttlichen Gegenwart (Höheres Selbst). Dabei wird das Ego von der Seelenenergie überschattet. In diesem Moment tritt meine Person (mit Ego und persönlichem Willen) in den Hintergrund. Und damit fällt es mir leichter, die Ursachen für die Probleme meines Gegenübers zu erkennen. Ich spüre dann eine Verbindung von Seele zu Seele.

Der innere Meister

Der innere Meister ist ein Aspekt des Höheren Selbstes (oft auch Seele genannt). Diese beiden kann man nicht getrennt voneinander sehen. Der innere Meister kann uns zu unserem Seelenaspekt führen, indem er wie eine Stimme ein Licht in der Dunkelheit ist, das Trost spendet, uns aufbaut und „bei der Stange hält". Carl Gustav Jung, der Begründer der analytischen Psychologie, nennt

diesen Teil in uns das „göttliche Selbst".
Durch die bessere Verbindung mit diesem höheren Selbst kann man sich der Aufgabe stellen, abgespaltene Persönlichkeitsanteile (z.B. aus früheren Leben oder der Kindheit) und abgespaltene Energie (z.B. Gefühle; *siehe auch Beschreibung des Schattens*) wieder in das eigene System zu integrieren. Dieser Prozess kann Jahre und Jahrzehnte in Anspruch nehmen. Doch hat man dies erreicht, dann ist man in seinem persönlichen Meisterselbst angekommen.

Die Integration des Schattens

So wie das „bewusste Ich" den Inneren Meister über sich hat, so gibt es auch das Unbewusste in uns, den Ort unserer Ängste, der verdrängten Talente und Charaktereigenschaften.
Der Mensch auf dem Weg der spirituellen Meisterschaft muss hinabsteigen in die Tiefen seines Wesens, um dort den Schatz zu heben. Wer sich scheut, seinen Schatten* anzuschauen und zu akzeptieren, bleibt in Illusionen über sich und die Welt gefangen.

---

*„Unser Schatten ist all das, was wir in unser Unbewusstes abgeschoben haben, und zwar aus Angst, von den Menschen, die bei unserer Erziehung eine entscheidende Rolle gespielt haben, abgelehnt zu werden (...). Um ihnen zu gefallen, beeilten wir uns, einen guten Teil unserer persönlichen Eigenart ins Vergessen des Unbewussten abzuschieben" J. Monbourquette [15]

Zur Einstimmung in das Thema eine kleine Metapher von mir über das Dunkle in uns.

„In eurem Innern lebt ein Gefangener."

„Im Dunkeln muss er sein Dasein fristen. Er bekommt das als Speise, was ihr nicht mehr wollt. Kein Mensch soll von diesem Gefangenen in euch wissen. Gott bewahre! Er ist euer dunkles Geheimnis. Er trägt all die Eigenschaften und Charakterzüge, die euch an anderen so missfallen und euer Gemüt in Aufruhr bringen. Genauso trägt er das, was ihr an anderen bewundert und doch selbst nicht zu besitzen glaubt. Euer Gefangener hat es!
Je mehr ihr leugnet, dass ein Gefangener in eurem Innern wohnt, desto größer erscheint er euch. Er schleicht sich in eure Träume und droht, euch in schwachen Momenten zu überwältigen. Sein Ziel ist klar: er will die Herrschaft über euch an sich reißen. Je weniger ihr ihn sehen wollt, desto unkontrollierbarer wird er. Er begegnet euch in eurem Alltag als Chef, Kind, Ehemann, Schwester, Kollege. Ihr seht in jedem euren Gefangenen. Er scheint euch zu verfolgen.

Wie könnt ihr euch retten?
Geht in den Kerker, öffnet die Zellentür und schaut eurem Gefangenen in die Augen. Fragt ihn nach seinem Namen. Er kann viele Namen tragen

(Schwäche, Faulheit, Zartheit, Aggression) und es sind Namen, die ihr bislang nicht hören wolltet. Sagt zu ihm: „Ja, Zartheit, ich höre dir zu, was hast du mir zu sagen?" Und dann nehmt die Zartheit aus dem Kerker eures Unbewussten mit ins Licht des Bewusstseins.

Und so lasst ihr euch nach und nach alle Namen sagen, und jeder Name soll euch willkommen sein. Denn er ist die andere Seite der Medaille, die ihr bisher nach außen gezeigt habt. Und erst wenn ihr beide Seiten in euch sehen und akzeptieren könnt, seid ihr GANZ"

Das, was wir an uns nicht wahrhaben können und wollen, finden wir in unseren Partnern, Kindern oder Kollegen und Vorgesetzten wieder. Wir projizieren unseren Schatten auf unsere Umwelt.

Ein Beispiel: Unser Kollege erscheint uns inkompetent – er macht in unseren Augen immer alles falsch – denn in uns schlummert die Überzeugung „ich mache immer alles falsch". Wir haben in der Kindheit gelernt, dass wir nur anerkannt werden, wenn wir etwas richtig gut machen. Kleine Fehler waren eine Katastrophe und wurden hart bestraft.

„Wenn wir keine Fehler hätten, würden wir nicht mit so großem Vergnügen an anderen welche entdecken." L. Rochefoucauld

Ob wir nun durch den Schleier unseres eigenen Schattens eine Person sehen, oder ob die Person objektiv betrachtet einen „Mangel" hat, erkennen wir an unseren eigenen Gefühlen: Müssen wir uns über die Mängel dieser Person leidenschaftlich ereifern – dann ist unser Schatten involviert. Erkennen wir die Mängel der Person gelassen und mit ruhigem Gemüt, ist wahrscheinlich kein Schattenthema von uns betroffen.

> *„Alles, was uns an anderen missfällt, kann uns zur besseren Selbsterkenntnis führen."* *Carl Gustav Jung*

Der Schatten, der Gefangene, möchte gesehen und anerkannt werden. Er ist ja existentieller Teil unseres Selbst. Wo Licht ist, ist auch Schatten. Und im Schatten ist nicht immer nur das, was man das Schlechte nennt. Im Schatten ist auch das Gute, das in unserer Kindheit keinen Raum hatte. Wer immer nur diszipliniert arbeiten musste, hat z. B. seine Kreativität, seine Lust am Leben in den Schatten verbannt.

Wer atheistisch erzogen wurde, musste seine Spiritualität in den Schatten verbannen. Er muss nun all jene belächeln oder sogar angreifen, die ihre Spiritualität leben (C.G Jung nennt das Projektion / Überkompensation). Genauso umgekehrt: Werde ich sehr religiös erzogen, wandert meine eigene Ungläubigkeit in den Schatten, so dass ich die Ungläubigen bekehren/bekämpfen muss. Man möchte auf keinen Fall selbst als areligiös gelten. So entstehen aus kollektiven Schatten sogar nationale Feindbilder / Sündenböcke.

Es ist eine sehr herausfordernde Aufgabe, diese verdrängten Anteile in unser Bewusstsein zu holen, sie anzuerkennen und zu umarmen. Sie in „Eigenregie" aufzudecken, ist schier unmöglich, oft braucht es dazu Anstöße von außen. Gerade für Menschen, die therapeutisch arbeiten, ist es wichtig, den eigenen Schatten zu erkennen und zu akzeptieren: *Liebe deinen Schatten wie dich selbst.*

Der Weg zur wahren Meisterschaft

Der Meister-Grad nimmt uns die eigene Arbeit an der Weiterentwicklung nicht ab, er erleuchtet allerdings den Weg, wenn der Schüler für Veränderungen und Wachstum offen ist. Das Betreten der inneren Meister-Ebene kann uns die eigenen Blockaden zeigen und auch Wege der Befreiung.

Hilfreich ist es, jeden Tag die Verbindung mit dem „Großen Licht" (Dai Ko Mio) herzustellen. Eine Möglichkeit dies zu tun finden Sie in folgender Übung:

Übung mit dem Meisterzeichen

- Sie atmen mehrere Male bewusst und tief ein und aus.
- Fühlen Sie, wie die Energie des Atems tief in den Unterbauch fließt.
- Stimmen Sie sich nun in Ihre Meister-Ebene ein, in-

dem Sie Ihr Symbol vor sich visualisieren.

- Spüren Sie jetzt die Veränderungen in Ihrem Energiefeld. Beobachten Sie dies und atmen Sie gelassen ein und aus.
- Wenn Sie jetzt eine Frage haben oder ein Problem für das Sie eine Lösung möchten, bitten Sie das *Große Licht* (durch den inneren Meister, das höheres Selbst oder Engel,...) Ihnen bei der Lösung des Problems zu helfen.
- Werden Sie dann wieder ruhig und bleiben Sie offen für mögliche Antworten, ohne etwas forcieren zu wollen. Die Antworten können in Form von plötzlichen Erkenntnissen, Bildern oder Gefühlen zu Ihnen kommen.
- Wenn Sie keine aktuelle Frage haben, stellen Sie sich einfach vor, wie Sie mit dem *Großen Licht* eins werden und eins sind.
- Kehren Sie anschließend mit Ihrer Aufmerksamkeit wieder in die Außenwelt zurück.

Übung mit dem Schatten

Wir nutzen für diese Übung die Fähigkeit unseres höheren Selbstes Verbindung herzustellen. Damit können Schattenanteile integriert werden.

Wenn wir z.B. verdrängte Wut in uns entdecken, müssen wir auch das Gegenstück in uns haben – etwa eine übertriebene Milde, die wir nach außen zeigen. Nun gilt es, dem Selbst diese beiden Gegensätze so präzise wie möglich vorzustellen und es zu bitten, diese beiden Pole zu integrieren. Wir nutzen dazu unser Meisterzeichen.

- Atmen Sie mehrere Male bewusst tief ein und aus.
- Verbinden Sie sich mit ihrer Meisterebene.
- Stellen Sie Ihrem höheren Selbst die beiden Gegensätze vor.
- Bitten Sie Ihr höheres Selbst, diese beiden Gegensätze zusammenzufügen und Ihnen ein Symbol zu zeigen, das die Eigenschaften in eine sichtbare Einheit bringt.

(Angelehnt an J. Monbourquette – Umarme deinen Schatten – S.114)

Natürlich ist es nicht auf *ein*mal möglich den Schatten als Ganzes zu integrieren. Diese Arbeit, Schatten und „bewusstes" Ich (das Ich, mit dem wir uns am stärksten identifizieren) zusammenzuführen, erfordert viel Geduld. Es tut einfach nicht gut, zu viel unbewusstes Material auf einmal nach oben zu fördern. Es braucht auch eine gewisse Ausdauer – oft sind mehrere Anläufe notwendig, um alle Facetten eines Schattenthemas zu entdecken und zu integrieren.
Es gibt noch weitere Strategien, den eigenen Schatten zu zähmen. So kann man mit seinem Schatten sprechen, ihn sich zum Freund machen, ihn als kleines Kind in sich erkennen usw. Schöne Anregungen finden sich dazu in dem Buch von Jean Monbourquette [15].

Gedanken zum Thema Einheit und Meisterschaft

Der jetzige Augenblick ist die einzige Zeit, die Einheit zu erleben. Dabei sind Gedanken und Gefühle fehl am Platz. Man kann entweder Gedanken und Gefühle haben oder in der Einheit sein, beides zur gleichen Zeit ist unmöglich.
Sobald sich der Verstand wieder einklinkt, bleibt uns bis zur nächsten Erfahrung des Eins-Seins nur die Erinnerung an den erleuchteten Zustand.

Es ist fast unmöglich in Worten zu beschreiben, wie es sich anfühlt, die Einheit zu erfahren, in der Einheit zu *sein*. Wenn man es aber einmal erlebt hat, kann man mit dem Satz „Wir sind alle eins“ wirklich etwas anfangen. Aus tiefstem Herzen kann man dann schlicht sagen: „Ja, das ist so.“

Die flüchtigen Momente des In-der-Einheit-seins stellen sich allerdings nicht automatisch ein, nur weil man eine Einstimmung in den Meister-Grad erhalten hat. Nur wenige Menschen (zu denen ich selbst nicht gehöre) sind permanent in diesem glückseligen Zustand.

Ich habe diesen Zustand einmal für einige Stunden erfahren dürfen, ohne zu wissen, dass es dieser Zustand war: mit einer stillen, tiefen, inneren Freude konnte ich das Geschehen um mich herum und im Inneren wahrnehmen. Alles fühlte sich richtig an. Ich war mit allem verbunden. Ich ahnte zu dieser Zeit nicht, was das für eine

Erfahrung war – und dass sie auch „Erleuchtung“ genannt wird. Ich wusste nicht, was da mit mir passierte. Und nach einigen Stunden wollte ich diesen seltsamen Zustand wieder verlassen – ich hatte die Befürchtung, verrückt zu werden. Erst Monate später las ich in einer spirituellen Zeitschrift einen Artikel zu diesem Thema und erst da ging mir auf, was mit mir geschehen war.

Die folgenden Texte sind in einem Gefühl von Einheit entstanden (der letzte Text stammt aus dem Buch „Ein Kurs in Wundern“[17]). Möglicherweise können Sie gerade jetzt mit diesen „Weisheiten“ nicht viel anfangen, weil die eigene Erfahrung der Einheit fehlt. Und wenn Sie die Erfahrung gemacht haben, werden Sie meine Worte nicht mehr brauchen. Aber vielleicht erinnert sich ihr Herz daran, wenn es soweit ist und Sie wissen dann, dass alles mit Ihnen in Ordnung ist.

Die Einheit

Sieh´ auf die lebendige Natur, erkenne Deinen Anteil daran. Dein Leben ist geprägt und beeinflusst vom Jahreslauf, vom auf und ab, von Werden und Vergehen. Auch du unterliegst diesem Rhythmus. Zeiten der Ruhe wechseln mit Zeiten der Aktivität. Alles Irdische ist vergänglich, auch wenn in ihm das Unvergängliche weilt. So sind auch alle Techniken und Systeme die du erlernt hast und noch erlernen wirst, vergänglich - und dennoch wohnt in ihnen für die Dauer der Blüte der Geist des

Unvergänglichen.
Alles Irdische ist dem Wandel unterworfen. Allein das Ewige ist unwandelbar, ist ruhend in sich.

Dein irdisches Leben strebt dem Unwandelbaren zu. Das Leben ist ewig und immer gleich. Warum? Das Leben ist *eins* mit sich und in sich. Im Mittelpunkt, im Zentrum findet keine Bewegung statt. Hier ist alles zu einem Ende gekommen. Der Ort des Friedens, der Stille. Und doch ist aus diese Ruhe heraus alles möglich. Dies ist keine tote Ruhe. Es ist das Leben selbst, das hier in sich ruht. Die Samen, die dieser Lebensmittelpunkt gelegt hat, sind zu mannigfachen „Lebensbäumen" geworden. So hat jeder von ihnen einen „Stammbaum" der doch den Ursprung in dem einen Lebenszentrum hat. Wir – Engel, Menschen sind alle Kinder dieses einen Lebenszentrums, dieser einen Quelle. Wenn du dich diesem Zentrum wieder bewusst näherst, kehrt die Erfahrung, dass alles Eins ist, als lebendiges Wissen zu dir zurück. Das Gefühl der Verbundenheit mit allem lebendigen Sein ist dann eine logische Konsequenz aus dem, was du spürst.

Nichts ist je aus dem Großen und Ganzen gefallen. Nichts wird je aus dem Großen und Ganzen fallen. Wie sollte dies auch sein? Etwas anderes ist nicht existent. In allem, über allem, schwebt der Geist des Lebendigen. Auch Dinge, die du als tot bezeichnen würdest, sind umgeben und durchdrungen vom Geist des lebendigen Seins.

Das Eins-Sein leben

Wie einfach und friedvoll könnte doch das Leben auf diesem Planeten sein, wenn wir der Intuition das Zepter übergeben würden. Führt nicht die leiste Stimme, der erste Impuls etwas zu tun auf den einfachen, direkten Weg? Im Leben lebendig sein - das ist die Voraussetzung und das Ziel unseres Lebens. Am Leben sein heißt nach unserer Definition nicht unbedingt lebendig zu sein.

Wie oft am Tag ist man außer sich? In Gedanken überall, nur nicht da, wo man gerade ist. Beim Aufräumen an die Wäsche denken, beim Kundengespräch an den Streit zu Hause denken, beim Spazierengehen an die Aufgaben des nächsten Tages denken. Das ist kein bewusstes Leben im Jetzt. Die Gedanken treiben dich hierhin und dorthin, so bist du Spielball deines Denkens. „Ich denke also bin ich?" Bist du nicht auch, ohne zu denken? Du *bist* einfach. Bewusst in dir. Du nimmst wahr, was um dich geschieht, was in dir geschieht. Aber du musst es nicht *kommentieren*, bewerten oder gar beurteilen. Du bist in deinem Zentrum – dort ist Ruhe. Du bist Teil des Großen und Ganzen; alles ist Teil davon. Was kann dann die innere Ruhe stören? Es ist doch alles auch in dir. Alles was du hörst und siehst, fühlst und riechst, mit deinen Sinnen wahrnimmst, ist doch Teil des Großen und Ganzen, so wie du selbst. Ist Teil des lebendigen Zentrums, hat ein Anrecht auf Existenz wie du.

Innerer Friede ist keine tote Ruhe. Alles, was die Welt

uns gibt, wird gleichermaßen willkommen geheißen. Alles ist willkommen, weil ja alles Teil des Großen und Ganzen ist, alles durchdrungen und umgeben ist vom Geist des All-Einen. Und was der Geist des Lebens uns preisgibt, hängt nur von unserer Bereitschaft ab, es zu empfangen. Sonst nichts. Die Bereitschaft, sich dem Leben, dem lebendigen Zentrum des Seins hinzugeben, zu öffnen, ist alles was du *tun* musst.

Einfach S E I N.

Der wahre Meister

Der Eine sagt: „Ich zeige dir die reine Wahrheit“
Der Andere sagt: „Ich sage dir meine Wahrheit“
Der Eine sagt: „Ich bin wissender als du!“
Der Andere sagt: „Wir alle sind vollkommen.“
Der Eine sagt: „Siehe, ich bin erleuchtet.“
Der Andere sagt … nichts.
Der Eine sagt: „Jene Lehre ist falsch, diese hier ist die wahre.“
Der Andere sagt: „Die wahre Lehre, was ist das?“
Der Eine sagt: „Nun zeige mir deine Ehrerbietung!“
Der Andere sagt: „Ich ehre dich.“
Wer meinst du, ist der wahre Meister?

Lüge und Wahrheit

Mit dem Finden der Wahrheit muss gleichzeitig die Lüge das Feld verlassen. Gemeint ist hier die Lüge über das, was du im tiefsten Inneren zu sein glaubst. Die Lüge, dass du klein, schwach und ohne Einfluss seiest. Und da du ja so schwach bist, greife zu drastischen Mitteln, werte die anderen ab, Urteile, mache sie klein. - Das lässt dich weniger schwach erscheinen. - Das ist die Lüge über dich selbst. Sie will dir den Mangel einreden. So angeblich mangelhaft fällst du natürlich aus deiner Mitte. Dann musst du im Außen auf die Suche nach Bestätigung gehen, denn im Innern wohnt die Lüge über dich selbst. So verschwindet deine Göttlichkeit unter einem Gewirr von Neid, Schwäche und Kleinmut.

Die Lüge will dir auch erzählen, dass der andere ebenfalls keine Wahrheit in sich hat. Er scheint ja nur die Lüge zu besitzen - so wie du. Solltest du nun einem Menschen begegnen, dessen Wahrheit aus ihm heraus leuchtet, musst du um dein altes Leben fürchten. Wenn du dich zu lange in seiner Gegenwart aufhältst kann es sein, das seine Wahrheit deine Lüge entlarvt.

Der Meister, der seine Wahrheit lebt, der seine großartige Göttlichkeit erkannt hat, sieht dieses Licht in jedem anderen auch. Sieht es durch Schichten von Staub und Dreck glühen. Und er wird es zum Strahlen bringen können, wenn du bereit bist, der Lüge kein Gehör mehr zu schenken.

Das Licht ist gekommen

„Das Licht ist gekommen. Du bist geheilt, und du kannst heilen. Das Licht ist gekommen. Du bist erlöst, und du kannst erlösen. Du bist in Frieden, und du bringst Frieden mit, wohin auch immer du gehst. Dunkelheit und Aufruhr und Tod sind verschwunden. Das Licht ist gekommen.

Heute feiern wir das glückliche Ende deines langen Traums vom Unglück. Es gibt jetzt keine dunklen Träume mehr. Das Licht ist gekommen. Heute beginnt die Zeit des Lichts für dich und jedermann. Es ist ein neues Zeitalter, in dem eine neue Welt geboren wird. Die alte ist vergangen, ohne eine Spur zu hinterlassen. Heute sehen wir eine andere Welt, denn das Licht ist gekommen. ...

Wir wollen heute nicht den Schatten des Ego auf der Welt erblicken. Wir sehen das Licht, und in ihm sehen wir, wie die Widerspiegelung des HIMMELS über der Welt liegt. Beginne die längeren Übungszeiten damit, dass du dir selbst die frohe Botschaft deiner Befreiung bringst:

Das Licht ist gekommen. Ich habe der Welt vergeben.

Verweile heute nicht in der Vergangenheit. Halte deinen Geist völlig offen, reingewaschen von allen vergangenen Gedanken und rein von jeder Vorstellung, die du gemacht hast. Heute hast du der Welt vergeben. Du kannst sie jetzt betrachten, als hättest du sie nie zuvor gesehen. ...“ [17]

Lehrer sein

In der traditionellen Reiki-Ausbildung ist der Meister-Grad dazu da, andere in die Geheimnisse des Reiki einzuweihen. Im westlichen Reiki fand in manchen Schulen eine Trennung zwischen Meistergrad und Lehrerausbildung statt. Oft wird heute der Meister-Grad erworben, ohne dass eine Lehrtätigkeit aufgenommen wird. Dabei geht es den Meister-Schülern um die eigene spirituelle Weiterentwicklung.

Bei mir selbst lagen zwischen Meister- und Lehrer-Grad drei Jahre – ich wollte damals den Meister-Grad nur für mich nutzen. In dieser Zeit sammelte ich Erfahrungen mit der Reiki-Kraft und räumte innerlich auf.

Ich finde es sinnvoll, einen zeitlichen Abstand zu lassen zwischen Meister-Einweihung und Beginn der eigenen Lehrtätigkeit. Denn nach der Meister-Einstimmung kommt viel alter emotionaler Ballast nach oben, der angeschaut und befreit werden möchte. Der Meister-Schüler hat in dieser Zeit einiges mit sich selbst zu tun und sollte sich nicht noch um Schüler kümmern müssen.

In spiritueller Hinsicht gilt es, die größten „Baustellen“ anzugehen. Dazu gehört auch die Frage „Bin ich mir meiner Schattenthemen bewusst“? *(vgl. „Die Integration des Schattens“, S. 175)* Andernfalls kann es zum Beispiel sein, dass eigene, unerlöste Themen auf die Schüler übertragen werden.

Theoretisch ist der Meister-Schüler nach der Einweihung sofort in der Lage, andere Menschen in die Reiki-Energie einzustimmen. Praktisch braucht man aber auch viel Wissen und Erfahrung, um die Lerninhalte didaktisch optimal aufzubereiten und Gruppen effizient anzuleiten. Wie geht man beispielsweise mit einem sehr dominanten Teilnehmer im Kurs um? Wie bereite ich den Lernstoff unterhaltsam auf -und was genau will ich überhaupt vermitteln?

Am einfachsten steigt man in das Thema Lehrer-Sein ein, wenn man dem eigenen Lehrer bei dessen Seminartätigkeit regelmäßig über die Schulter schaut. Darüber hinaus sollte man sich um eine Hospitanz bei anderen Reiki-Lehrern bemühen, damit man einen Überblick erhält und eine Auswahl über die Lerninhalte treffen kann, die man weitergeben möchte. Letztlich muss jeder seinen eigenen Weg finden, denn das bloße Kopieren eines noch so perfekten Vorbildes wird nicht funktionieren.

> *„Jedem sollte klar sein, dass das Übernehmen einer Lehrfunktion eine äußerst ernste Angelegenheit ist, und dass die lange Vorbereitung, die traditionelle spirituelle Schulen fordern, die Schüler nicht zurückhalten sollen, sondern sie vielmehr auf die Herausforderung vorbereiten wollen…"*
> *Mariana Caplan* [16]

Für mich leidet die Qualität der Lehre, wenn ein Reiki-Meister im Schnelldurchlauf seine Ausbildung absolviert hat. Wie viel kann mir ein Lehrer beibringen, der sich nicht ausreichend Zeit genommen hat, Reiki zunächst für sich selbst zu praktizieren? Die rasche Ausbildung in

Verbindung mit niedrigen Kosten sind nach meiner Ansicht die Gründe für die heutige „Meister-Schwemme".
Um ein guter Lehrer sein zu können, sollte man sich Zeit für eigene Erfahrung gönnen, bis man die eigene Lehrtätigkeit aufnimmt. Der Lehrer sollte Reiki selbstverständlich leben - und das funktioniert nur, wenn Reiki die tägliche Praxis ist. Diese Praxis ist auch nicht dadurch zu ersetzen, dass der Lehrer schon andere Ausbildungen gemacht hat oder schon viel Erfahrung gesammelt hat, Gruppen zu leiten. Es geht darum, dass er im Idealfall schon Meister der Reiki-Energie *ist*, bevor er andere Menschen in die Reiki-Heilmethode einweiht.

Das Lernen hört nie auf

Selbst wenn Sie als Reiki-Lehrer arbeiten, hören das Lernen, die persönliche Weiterentwicklung und die Fortentwicklung der Seminarinhalte nie auf.
Am Anfang meiner Lehr-Tätigkeit dachte ich, schon alles über Reiki zu wissen. Heute muss ich feststellen, dass ich lediglich das ungeheuerliche Ausmaß dieser Energie erahnen kann – ein wahrhaftiges Verständnis kann sich wohl auch nicht einstellen. Das wäre für mich so, als wollte ich Gott verstehen.
Die Reiki-Schüler sind mir bei der Erforschung von Reiki eine große Hilfe. Sie stellen Fragen, auf die ich nie gekommen wäre. So erweitert und verändert sich Monat für

Monat mein Verständnis über die Lebensenergie.

> *„Denkt dennoch daran, dass eure besten Methoden und Arbeitsweisen wahrscheinlich längst nicht euren künftigen Fähigkeiten entsprechen und bleibt immer bereit, euren Standpunkt zu ändern, wenn sich ein höherer und besserer Weg zeigt." Alice A. Bailey[11] S. 384*

Im Laufe seiner Praxis hat der Reiki-Lehrer womöglich noch andere Heil-Methoden kennen und schätzen gelernt. Zum Beispiel verbindet er Reiki mit Kinesiologie, Steinheilkunde oder Schamanismus. Während eines Reiki-Seminares ist aus meiner Sicht für die Vermittlung dieser anderen Heil-Methoden jedoch kein Raum. Der Lehrstoff ist ohnehin schon sehr umfangreich. Eine Vermischung verschiedener Methoden würde nur Unklarheiten produzieren und den Schüler wahrscheinlich überfordern. So plädiere ich für „Reiki-Pur-Seminare".

Es ist jedoch im Reiki-System üblich, dass jeder Lehrer seinen eigenen Stil entwickelt und die Lehre mit seinen Talenten belebt und fortentwickelt. Die Reiki-Geschichte zeigt ja, dass sich die Inhalte der Reiki-Heilmethode mit jedem Lehrer etwas ändern (vgl. *„Die moderne Geschichte des Reiki", S.13*). Stillstand ist für alle Methoden kein wünschenswerter Zustand, denn dann stagniert die Energie. Offen bleiben für neue Impulse und Einsichten, nicht um jeden Preis auf dem einmal eingeschlagenen Weg bleiben – das sind für mich die Merkmale eines Lehrers im 21. Jahrhundert.

Worauf ein Reiki-Lehrer achten sollte

Messianischer Komplex

Zu Anfang ist die Begeisterung über die eigenen Fähigkeiten riesig - vor allem, wenn man schon besondere Heilerfolge erzielt hat. Man weiß, dass man helfen kann. Aus dieser Euphorie heraus möchte man der ganzen Welt das eigene Können mitteilen - ob die Welt das nun hören möchte oder nicht. Dieser „messianische Komplex“ *(vgl. Caplan[16], S. 117)* ist völlig normal. Seien Sie sich dieser Tatsache einfach bewusst und geben Sie der Neigung zur Überheblichkeit ruhig Raum. Um die Schüler vor übermäßigem Missionieren zu bewahren, finde ich es jedoch angemessen, mit dem Lehren zu warten, bis diese Phase einer „wohlwollenden Gleichmut“ Platz gemacht hat.
Es hilft, die eigene Grandiosität in den Griff zu bekommen, indem man sich immer wieder bewusst macht, dass man lediglich der Überbringer der Energie ist und nicht die Energie selber.

Lehrer-Schüler-Beziehung

Der Lehrer sollte auch in der Beziehung zu seinen Schülern sehr achtsam sein: es ist sehr verführerisch, von den Schülern auf einen Sockel gestellt zu werden, man beginnt schnell, sich auch selbst zu glorifizieren. Gerade als Überbringer einer wunderbaren Energie neigen die Reiki-Schüler dazu, den Boten mit der Botschaft zu verwechseln.
Seien Sie sich bewusst, dass Sie Ihr Ego „aufblasen“, wenn Sie in dieser Großartigkeit sind – und übrigens er-

höhen Sie Ihr Ego auch dann, wenn Sie edelmütig auf diese Großartigkeit verzichten. Denn das Ego benutzt buchstäblich alles, um sich besser als die anderen zu fühlen. Und daran ist nichts falsch – aber es ist nützlich, sich dessen immer bewusst zu sein.

„Macht führt sehr schnell zur Selbstbesessenheit, und das Ego sonnt sich in seiner eigenen Herrlichkeit." M. Caplan [16], Seite 129

Eigenverantwortung

Viele Menschen sind es nicht gewohnt, die Verantwortung für sich und ihr Leben zu übernehmen. Beim Arzt soll der Patient ja am besten nicht widersprechen und auch nicht selber denken. Auf dem spirituellen Weg ist es genau umgekehrt. Seien Sie sich als Lehrer dieser Tatsache stets bewusst. Ihre Aufgabe ist es, die Schüler in ihrer Entwicklung zu begleiten und zu zeigen, dass sie in allen Belangen ihres Seins für sich selbst verantwortlich sind. Lassen Sie ihnen die Freiheit, ihren eigenen Weg in ihrem eigenen Tempo zu gehen.

Kritikfähigkeit

Seien Sie offen für Kritik. Ein Lehrer, der jede Kritik an seiner Methode oder Person ablehnt, ist in seinen Ego-Strukturen gefangen. Für ihn ist das Ego wichtiger als die Wahrheit.

„Wenn dich jemand tadelt oder kritisiert, empfindet das Ego dies als persönliche Kränkung und versucht sein angeschlagenes Selbstwertgefühl sofort durch Rechtfertigung, Verteidigung oder Schuldzuweisungen wieder zu reparieren." E. Tolle, S.225 [23]

Übung: Kritikfähigkeit (angelehnt an Eckart Tolle)

- Verbinden Sie sich mit der Meister-Ebene
- Stellen Sie sich vor, wie Sie kritisiert, herabgesetzt werden.
- Reagieren Sie auf diese Angriffe nicht, sondern spüren Sie stattdessen nach, wie es sich anfühlt, wenn das Selbstbild schrumpft. Fühlen Sie sich klein, unbedeutend, schwach? *Erfahren* Sie diese Gefühle vollständig, ohne vor ihnen wegzulaufen.
- Spüren Sie weiter in sich hinein. Was fühlen Sie, wenn die unangenehmen Gefühle verschwunden sind? Eine innere Weite, eine friedliche Kraft? Freude?

Wenn Sie diese Übung im Geiste einige Male durchspielen, sollte sie auch in realen Situationen abrufbar sein. Wäre es nicht wunderbar, wenn der Lehrer nicht aus dem Ego heraus auf Kritik reagiert, sondern aus dem Herzen?

Aufrichtigkeit

Geben Sie nur die Informationen weiter, die Sie selbst erkannt/verstanden haben. Wenn Sie z.B. die Aura Ihres Gegenübers nicht wahrnehmen können, lehren Sie Ihre Schüler nicht, wie man die Aura glättet.

Wenn Sie auf eine Frage eines Schülers einmal keine Antwort wissen, dürfen Sie das ruhig sagen. Ein Reiki-Lehrer muss nicht alle spirituellen Fragen beantworten können. Sagen Sie dann lieber frei heraus, dass Sie es nicht wissen. Das ist allemal besser als eine ausweichende

Antwort, die den Schüler auf halbem Weg stehen lässt.

Reflexion

Reflektieren Sie Ihre Seminartätigkeit - was lief gut, wo kann und sollte man etwas verändern? Ich feile zum Beispiel noch immer daran, wie ich die Werkzeuge des Aufbaukurses (zweiter Grad) kombiniert mit einem Visualisierungstraining optimal vermitteln kann. Falls Sie neue Erkenntnisse gewinnen, sollten diese auch in die Seminartätigkeit einfließen.

Reflektieren Sie auch Ihr Verhalten:

Haben Sie alle Schüler erreicht? Haben Sie die Schüler so sein lassen können, wie sie sind? Oder haben Sie versucht den Schüler nach Ihrem Idealbild „umzubiegen“? Wurden Sie durch einen Schüler womöglich an etwas Schmerzhaftes erinnert und haben den Menschen nur durch den Schleier Ihres Schmerzes gesehen?

Die Reflexion verhindert, dass man sein Seminar oder gar sich selbst als „fertig“ betrachtet. So bleiben Sie achtsam und zollen Ihren Reiki-Schülern Respekt.

Einen Lehrer finden

Jeder hat seine eigene Wahrheit, jeder Reiki-Lehrer hat einen anderen Zugang zu dieser unglaublich weiten, vielschichtigen Energie. Wir sind alle auf dem Weg - und der Weg für den Einen ist nicht unbedingt der Weg für den Anderen. Wenn ein Lehrer jedoch eine andere Reiki-

Richtung verurteilt und die eigene Methode glorifiziert, sollten Sie als künftiger Schüler achtsam sein.
Wie findet man nun den richtigen Lehrer? Hier gibt es verschiedene Herangehensweisen. Wenn Sie mit dem Versand an die Sache herangehen, können Sie folgende Fragen stellen:

- Seit wann praktiziert der Lehrer?
- Wo hat er seine Ausbildung gemacht und
- wie lange hat sie gedauert?
- Wie ist seine Reiki-Linie (wer waren seine Lehrer)?

Selbst wenn Sie einen Lehrer finden, der auf diese Fragen gute Antworten parat hat, kann es trotzdem sein, dass er nicht der Richtige für Sie ist. Es spielen eben noch mehr Dinge eine Rolle als diese Äußerlichkeiten.

Also fragen Sie auch Ihr Herz:

- Ist mir der Lehrer als Mensch sympathisch,
- fühle ich mich in seiner Nähe wohl,
- ist er bodenständig und hat er Humor (Kennzeichen eines entspannten Geistes)?

Wenn Sie einen gut ausgebildeten Lehrer finden möchten, der Ihnen entspricht, werden Sie ihn nach dem spirituellen Gesetz der Resonanz auch finden. Die Wege, die Ihre Intuition dabei nimmt, sind vielfältig: vielleicht empfiehlt ein Freund Ihnen jemanden, oder Sie stolpern im Internet über eine ansprechende Webseite. Wenn Sie Ihrer Intuition nicht so recht trauen, vereinbaren Sie doch einfach einen Termin zu einer Reiki-Behandlung. Danach wissen Sie es bestimmt. Lassen Sie sich auch nicht von hohen oder niedrigen Preisen beeindrucken. Das ist kein Qualitätsmerkmal.

Ich bin sehr dankbar dafür, dass ich, obwohl mir nur der Name der Lehrer bekannt war, immer den für meinen damaligen Entwicklungsstand passenden Lehrer gefunden habe.

Mein Weg mit Reiki

Manchmal glaube ich, dass nicht ich Reiki gefunden habe, sondern Reiki mich.
1992, während meines Sozialarbeiter-Studiums an der Frankfurter FH lud mich eine Kommilitonin zu ihrer Geburtstagsparty ein. Sie zeigte mir dort einen Mann und sagte, er könne mit den Händen heilen, das wäre Reiki. Nie gehört - aber neugierig wie ich nun mal bin, gehe ich zu diesem Mann (er sah wirklich so aus, wie ich mir einen Heiligen vorstellte – lange Haare und weiße Kleider) und frage geradeheraus, ob er mir nicht mal dieses Reiki geben könnte. Und da hält er die Hände vor meinen Körper – er ist lange am Hals (damals hatte ich noch eine schwere Schilddrüsenunterfunktion) und an meinem Magen (chronische Magenbeschwerden) und meinte, dort wären wohl meine Schwachpunkte. Das war für mich überraschend – er hatte mich ja noch nicht mal angefasst. Dort, wo er seine Hände hatte, wurde es unglaublich heiß, so als würde man direkt über einer offenen Ofentür stehen. Vergeblich suchte ich in seinen Ärmeln nach irgendwelchen Heizkissen.

Ein paar Monate später, Anfang 1993, besuchte ich mit ebendieser Frau, Patricia, meinen ersten Reiki-Kurs bei Jürgen Kindler (dem Gründer des Reiki-Magazins), der damals noch in Frankfurt arbeitete. Zu der Zeit hatte mein Vater eine schwere Herzoperation überstanden, und ich dachte, damit etwas für ihn tun zu können.

Niemals zuvor hat mich ein Kurs so beeindruckt. Ich glaube, die Reiki-Energie rannte bei mir offene Türen ein. Auf dem Nachhauseweg hatte ich das Gefühl, über dem Boden zu schweben. In der ersten Nacht zwischen den Kurstagen waren meine Hände so heiß, dass ich es vermied, meinem Körper nahe zu kommen. Ich war überwältigt.

Meine Familie fand meine neu gewonnene Fähigkeit so beeindruckend und wunderbar, dass mein Vater auch gleich einen Reiki-Kurs bei Jürgen belegte. Bei ihm wollte ich auch den zweiten Grad machen, es ergab sich aber zu der von mir gewünschten Zeit gerade kein Kurs.

Mein Vater fand „zufällig“ eine Anzeige von einer Reiki-Lehrerin im örtlichen Anzeiger und so kam es, dass ich den zweiten Grad in einem kleinen Dorf im Vogelsberg erhielt, gemeinsam mit meinem Vater und Patricia. Die Lehrerin hieß Isa von Schweinitz, und bei ihr ließ ich mich auch in den Meistergrad einweihen. In ihr Haus kamen immer viele Referenten, die die unterschiedlichsten spirituellen und esoterischen Methoden vorstellten: Vom Lesen in der Akasha-Chronik bis zur Steinheilkunde war alles dabei. Ich glaube, durch die Herzöffnung, die besonders im 2. Grad für mich spürbar war, konnte ich aus meinem selbstgebauten emotionalen Panzer ausbrechen und mich für die Fülle des Lebens und die Möglichkeiten der feinstofflichen Welten öffnen.

Der Meistergrad brachte mich wirklich mit meinem höheren Selbst in Verbindung. Diese Erfahrung kann und möchte ich nicht in Worte fassen.

Während dieser Zeit kam mir nie in den Sinn, Reiki-Lehrerin zu werden. Reiki war irgendwie nur für mich. Damals wusste kaum jemand, dass ich den Meister-Grad hatte.

1998 war es dann doch soweit. Ich erhielt die Lehrbefähigung, und die ersten Reiki-Schüler warteten schon auf den Grundkurs / Reiki I. Grad.
Schon kurz nachdem ich den zweiten Grad absolviert hatte, überkam mich ein unbehagliches Gefühl, wenn ich die Symbole anwandte. Die Energie floss immer schon *bevor* ich die Symbole gezeichnet hatte. Das verunsicherte mich. Ich wandte schließlich die Symbole nicht mehr an und wollte sie auch nicht mehr lehren. Also unterrichtete ich einige Jahre nur den ersten Grad und verwies meine Schüler für den zweiten Grad an andere Lehrer. Zu der Zeit arbeitete ich auch noch hauptberuflich als Sozialarbeiterin, was den größten Teil meiner Energie in Anspruch nahm. Ich verlor in dieser Zeit auch etwas das Interesse an Reiki und am Lehren. Meine künstlerische Ader trat mehr in den Vordergrund, und ich begann Seelenbilder zu malen und Malkurse zu geben.

Zu diesem Rückzug hatten auch die damals noch geltende Rechtslage und die heißen Diskussionen beigetragen: Gewerbliches Handauflegen/ geistiges Heilen war bis zum BGH Urteil 2004 verboten, wenn man nicht Heilpraktiker war.
Meine Konsequenz war: Dann behandele ich eben nicht! Sollten doch die anderen ihren Heilpraktiker oder eine

Ausbildung zum Gesundheitspraktiker machen.
Im Jahr 2000 hatte ich dann die Eingebung, wie ich meine Schüler ohne die überlieferten Symbole einweihen konnte. Zu der Zeit fiel mir auch das Buch von Frank Petter „Das Reikifeuer“ in die Hände. Das brachte mich auch wieder auf den Reiki-Pfad zurück, denn mir offenbarte sich eine neue Dimension – die große Kraft die entsteht, wenn Überflüssiges entfernt wird.

Heute bin ich überzeugt, dass es nur *eine* universelle Energie gibt. Und egal wie die Menschen die Energie benennen, sei es Magnified Healing oder Rainbow-Reiki oder Engel-Ki, es ist immer dieselbe Energie, die sich uns nur in unterschiedlichen Abstufungen zeigt. Und je nachdem, auf was sich der Mensch ausrichtet, wo er eine Resonanz hat, dieses Frequenzband ist es, das er auf die Erde bringt und zum Heilen einsetzt - und dann darf er auch dieser Frequenz einen Namen geben. Warum auch nicht.
Die Quelle allen Seins strahlt Energie aus.
Ich nenne sie ganz einfach: Reiki.

Über die Autorin

Andrea Leitold, (Jahrgang 1966) verheiratet, eine Tochter. Reiki-Lehrerin seit 1998.
Berufe: Staatl. anerkannte Erzieherin, Dipl. Sozialarbeiterin.
Über zehn Jahre war ich in beiden Berufen in integrativen Kindertagesstätten tätig. Neben dem Beruf erlernte ich Reiki und bildete mich in verschiedenen spirituellen Heilmethoden weiter. Im Jahr 2003, nach der Babypause, machte ich mich schließlich als spirituelle Künstlerin und -Lehrerin selbständig.
Ich unterrichte die Reiki-Kurse ohne Symbole und lehre die japanischen Reiki-Techniken. Für meine Heilarbeit nutze ich verschiedene Frequenzen der universellen Energie.
Meine künstlerische Seite fließt in intuitive Malkurse ein, ich male Seelenbilder und gestalte Webseiten.

www.seelenbilder.net

Ausblick

Meine Vision ist, dass die Nutzung der Reiki-Kraft einmal in jeden Haushalt Einzug hält - wie das elektrische Licht. Dass Reiki genau so selbstverständlich angewandt wird, wie man einen Lichtschalter nutzt.
Reiki ist ein Segen für unseren Körper, unser Gemüt und unsere Seele. Die Lebensenergie ist unsere Verbindung mit der göttlichen Quelle und steht allen Menschen immer zur Verfügung. Wir müssen nur darum wissen und endlich das Licht anknipsen.

Mit Menschen über Reiki zu reden, die noch nie bewusst diese Energie von einem anderen Menschen bekommen haben, ist für mich nicht einfach. Wie soll man das auch glauben, was da erzählt wird? Ich hätte früher selber die Existenz von Reiki angezweifelt, wenn ich es nicht einfach am eigenen Leib erfahren hätte. So ist es dann auch nicht verwunderlich, dass die meisten Ärzte diesem Phänomen abweisend gegenüber stehen. Sie wissen gar nicht, um was es geht – ihnen fehlt die eigene Erfahrung. Wäre es von daher nicht wünschenswert, wenn alle Medizin-Studenten wenigstens einmal in ihrem Studium in den Genuss einer Reiki-Behandlung kämen? Dann wüssten sie als Ärzte wenigstens dass „da etwas ist“ und brauchten ihre Patienten nicht zu belächeln, wenn diese von Reiki erzählen. Und mit Ärzten, die Reiki kennen, könnte man als Reiki-Praktizierender zum Wohle des Patienten zusammen arbeiten. Was im kleinen Rahmen bereits heute schon passiert.

Die Ärzte können sich auch fragen, *was* einen Menschen gesund gemacht hat, wenn es einmal nicht die Schulmedizin war. Meine Schilddrüsenunterfunktion (vergrößerte Schilddrüse mit Knoten) wurde jahrelang mit L-Thyroxin behandelt. Aber warum meine Schilddrüse nun ohne Medikamente wieder ganz normal funktioniert und sogar ihre normale Größe wieder hat, wollten die Ärzte nicht wissen.

Die Kosten für Reiki-Kurse werden bereits heute von einigen Kassen im Rahmen der Primärprävention übernommen. Stellen Sie sich vor, was passieren würde, wenn die Krankenkassen flächendeckend jedem Mitglied ein Reiki-Seminar finanzieren würden. Ich bin überzeugt, die Ausgaben für Arzthonorare und Medikamente, würden drastisch sinken. Und die Menschen könnten ein gutes Stück zu ihrer eigenen Heilung selbstverantwortlich beitragen.

Jeder Mensch kann heilen – das ist meine Botschaft. Wir sollten das Heilen nicht allein den Ärzten überlassen; denn schließlich heilt der Mensch sich immer nur selbst.

Für mich ist Reiki auch ein spiritueller Weg in die Einheit. Wie und mit welchen Werkzeugen ich diesen Weg beschreite ist im Grunde ohne Belang. Ob ich nun die Reiki-Symbole benutze oder nicht, was macht das für einen Unterschied, wenn ich auf das Ziel ausgerichtet bleibe? Ich glaube, jeder Weg zur Erleuchtung ist so individuell wie die Menschen selbst. Meine Sicht auf die Reiki-

Heilmethode ist aus meinen persönlichen Erfahrungen als Lehrerin entstanden. Jeder Lehrer macht seine eigenen. Und wenn Sie meine Sicht anspricht, lassen Sie uns ein Stück des Weges gemeinsam gehen.

Übungsverzeichnis

> Bitte beachten:
> Die in diesem Buch aufgeführten Heilmethoden und Übungen ersetzen nicht den notwendigen Gang zu einem Arzt oder Heilpraktiker. Sie dienen vielmehr dazu, den Heilungsprozess ganzheitlich zu unterstützen.

Geistiges Heilen mit Reiki

Reiki für alle Fälle

Meisterschaft leben

Lehrer sein

Literaturverzeichnis und Verweise

1 **Petter, Frank Arjava** *Das Reiki Feuer* Windpferd Verlag 2. Aufl. 1997

2 **Yamaguchi, Tadao** (2006). *Jikiden Reiki - Traditionelles japanisches Reiki.* Windpferd Verlag. Zitate zum Leben Usuis S.60ff
Hinweis: Herr Yamaguchi lehrt das traditionelle Reiki: Jikiden Reiki, so wie es von M. Usui und C. Hayashi gelehrt wurde.

3 **Usui, Mikao** *Original Reiki-Handbuch des Dr. Mikao Usui: Alle Usui-Behandlungspositionen und viele Reiki-Techniken für Gesundheit und Wohlbefinden.* Hrsg. Frank A. Petter Windpferd Verlag.

4 **Reiki-Magazin**. (Juli-September 2008). "Reiki ist der Türöffner". *Reiki-Magazin* , S. 22-25.

5 **Hay, Louise L.** *Gesundheit für Körper und Seele* Heyne Verlag, 6. Aufl. 1984

6 Die Waka Gedichte in der Übersetzung von Frank A. **Petter** aus *Reiki Das Erbe des Dr. Usui* und - letztes Gedicht - Hiroko **Kasahara**- Reiki-Magazin Ausgabe 3/2008

7 **Yamaguchi, Tadao** (2006). *Jikiden Reiki - Traditionelles japanisches Reiki.* Windpferd Verlag S. 126-128

8 **Dr. Davies, Brenda** (2007) *Chakras Tore zur Seele* Heyne Verlag

9 **Reiki-Lehrer**, die Übungsabende anbieten, finden Sie

deutschlandweit im Reiki-Magazin oder im Internet: www.reiki-magazin.de unter dem Link „offene Treffen“

10 **Tolle, Eckhart** (2002) *Leben im Jetzt Lehren, Übungen und Meditationen aus „The Power of Now“* Arkana Verlag, 5. Auflage

11 **Bailey, Alice A.** (1953) *Esoterisches Heilen* 4. Band der Buchreihe *Eine Abhandlung über die Sieben Strahlen* Lucis-Genf Verlag, S. 754

12 **Dr. Sha, Zhi Gang** (2006). *Seele Geist Körper Medizin. Eine Anleitung zur Selbstheilung durch Seelenkraft.* KOHA-Verlag.

13 (2005). In **A. Zeilinger,** *Einsteins Spuk. Teleportation und weitere Mysterien der Quantenpysik* (S. 216-220). C. Bertelsmann Verlag.

14 **Hans Stolp** und **Margarete van den Brink** *Begegnungen im Lichtreich: Der Umgang mit Verstorbenen. Über den bleibenden Kontakt mit jenen, die bereits in eine lichtere Welt vorausgegangen sind* Aquamarin Verlag

15 **Monbourquette, Jean** (2007). *Umarme deinen Schatten. Ermutigung zur Selbstannahme.* Herder Verlag. Zitat: S. 12

16 **Caplan, Mariana** (2002) *Auf halbem Weg zum Gipfel der Erleuchtung Die Gefahren und Irrtümer verfrühter Ansprüche erleuchtet zu sein* Vianova Verlag

17 *Ein Kurs in Wundern*, Greuthof Verlag 2. Auflage 1994, Zitat: Übungsbuch Teil I, Lektion 75, 1., 2. und 5. Absatz; 6. Absatz, 1.-4. Satz – Abdruck mit freundlicher Genehmigung des Greuthof Verlages

18 **Roman, Sanaya** (1988)*Sich den höheren Energien öffnen – Die unsichtbaren Kräfte des Universums nutzen* Ansata Verlag

19 **Horan, Paula** *Die Reiki Kraft* Windpferd Verlag, 5. Auflage

20 **Leitold, Andrea** Artikel zum Thema Reinkarnationstherapie auf meiner Webseite ww.seelenbilder.net/reinkarnation.htm

21 **Hellinger, Bert** *Die Mitte fühlt sich leicht an Vorträge und Geschichten*, Kösel Verlag, 9. erw. Ausgabe 2003

22 **Tipping, Colin C.** *Ich vergebe Der radikale Abschied vom Opferdasein,* J. Kamphausen Verlag, 8. Auflage 2007

23 **Tolle, Eckard** (2005) *Eine neue Erde Bewusstseinssprung anstelle von Selbstzerstörung,* Goldmann Arkana Verlag

24 **Usui, Mikao** Zitat entnommen von Ralph Hoppes Webseite http://www.reiki-energy.de

25 **Peter A. Levine, Maggie Kline** *Verwundete Kinderseelen heilen – Wie Kinder und Jugendliche traumatische Erlebnisse überwinden* Kösel Verlag 2005 Seite 106

26 **Ardagh, Arjuna** *ONENESS - Erwachen zur Einheit: Deeksha als Weg zur persönlichen und globalen Transformation,* Kamphausen Verlag 2007

André Bawar, 1962 in Schleswig an der Schlei geboren, arbeitete nach Abschluss seines Studiums der Kommunikationswissenschaften und Soziologie zwanzig Jahre lang als freier Autor für Fernsehsender in Berlin. In seiner Wahlheimat Wismar entstand nach dem Debüt-Roman »Lachsblut« nun sein zweiter Kommissar-Hansen-Krimi mit dem Titel »Wismarbucht«.
www.moewenkopf.de

Menschen, Tiere und Sensationen in diesem Roman sind frei erfunden. Sollten sich dennoch Ähnlichkeiten mit lebenden oder toten Wesen ergeben, so sind diese nicht gewollt, sondern rein zufällig.

Ein spezielles Dankeschön geht an die einzigartige »Poeler Kogge« und an die unzähligen Mecklenburger Möwen, die mich im Laufe meiner vielen Beobachtungen nachhaltig inspiriert haben.